100歳まで動ける体になる「筋リハ」

久野譜也

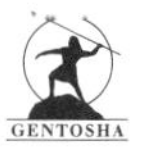

はじめに

みなさんは、体力が落ちてきたり、健康や若さに衰えの兆しが見えてきたりしたときに、「人生の時間を巻き戻したい」と思ったことはありませんか？

たとえば、体に次のような衰えが現われてきたとしましょう。

「最近、体力がめっきり落ちた」

「1日の疲れが抜けず、だるさや疲れを翌日に持ち越してしまうようになった」

「腰やひざが痛くて、動くのが億劫（おっくう）になった」

「駅の階段を急いで上っただけでハァハァと息切れをするようになった」

「年齢がロコツに体型に現われるようになってきた」

どうですか？　こういう衰えを日々の中でふと感じたときに、みなさんはビデオやＤＶＤのように「人生の時間を少しだけ前に巻き戻すことができたら……」と思うことがあるのではないでしょうか。

5年前、10年前のあの頃ならば、体力もあったし、若さにも健康にもまだそれなりの自信があった。腰やひざも痛くなかったし、駅の階段もすいすい上ることができた。疲れのたまり方もいまのようにはひどくはなかったし、体型もいまほどには崩れていなかった……。

だから、ちょっとだけ巻き戻しボタンを押して、「せめて、あの頃の元気な状態にまで体を戻せたら……」というわけですね。

じつは、その〝巻き戻し〟は十分に可能なのです。

体力も、若さも、健康も、5年前、10年前、人によっては20年前のあの頃の状態にまで回復させることができますし、**落ちてきた体のさまざまな機能を〝元気だったあの頃の状態〟にまで戻すことができる**のです。

いったい、どうしたらそんなことができるのか？

そのカギは〝筋肉〟にあります。

みなさんは、わたしたちの体を維持するために、筋肉がいかに重要な働きをしているのかをご存じですか？

筋肉は、ただ単に体を動かすためだけの器官ではありません。**筋肉は、わたしたちの体の中で活力エネルギーを生み出している工場のような存在**なのです。わたしたちの体力や若さや健康は、この工場でつくられる活力エネルギーによって維持されていると言ってもいいでしょう。

ところが、この筋肉という工場は、中年を過ぎる頃から年1％、10年で10％という割合で減っていきます。ということは、年1％、10年10％の割合で活力エネルギーも減っていくということ。活力エネルギーが減ってくれば、当然ながら、年々体力や若さ、健康も失われていってしまいます。このため、何も対策をとらずにいると、「5年前、10年前はまだ元気だったのに、いつの間にかすっかり衰えが進んでしまった」という事態になるわけですね。

しかし――

この衰えゆく流れに逆らう手段を、わたしたちはちゃんと持っているのです。

それこそが、筋肉をつけること。じつは、**筋肉は、たとえ80代、90代になろうとも、鍛えれば太くなる**ことが分かっています。すなわち、ちゃんと鍛えて筋肉という工場を増やせば、活力エネルギーを取り戻すことができる。そして、体力、健康、若さを取り戻していくことが可能なのです。

ですからみなさん、多少衰えを感じるようになってきたとしても、筋肉に訴えかければ、人生の時間の流れを巻き戻すことができる。老いの流れに逆らって、5年前、10年前のあの頃のように、元気でハツラツとした自分を取り戻すことができるわけです。

実際、これまで私は、筋肉運動をすることで〝人生の巻き戻し〟に成功した人をたくさん見てきました。

私は、大学教授（スポーツ医学）を務めるかたわら、「㈱つくばウエルネスリサーチ」という大学発ベンチャー企業を立ち上げて、日本人に健康と元気を取り戻してもらうためのさまざまな活動を行なっています。また、20年ほど前から「シニア世代のための運動教室」を開き、運動によって参加者の方々の健康、体力、若さがどのように変わるかを見守ってきました。

この教室では、ごく簡単な筋肉運動とウォーキングをやってもらっているのですが、参加者の方々の体力年齢は軒並み向上しています。10歳や15歳体力年齢が若返るくらいはもう当たり前であり、なかには、**70代の方が50代の体力年齢に若返った**という例もあります。つまり、みなさん、体力、若さ、健康の面で、時間を巻き戻すのに成功されているわけですね。

さらに、この教室で運動をやっていたことによって、寝たきり寸前の危機的状態から人生を巻き戻せた方もいらっしゃいます。

その方は80代の女性です。ずっと運動教室に参加されていた方なのですが、ある日、転倒して大腿骨を骨折してしまいました。「80代で大腿骨骨折」ということが何を意味するか、すぐにピンとくる方も多いでしょう。そう。高齢での大腿骨骨折は、そのまま「寝たきり」に移行してしまう可能性が非常に高い〝直行パターン〟なのです。

ところが、その女性はずっと運動教室を続けてきて、「このまま筋肉を衰えさせてしまったら自分はオワリだ」ということや、「ここで踏ん張って筋肉を落とさないようにすれば、元のように回復できる可能性もある」ということも、よく理解していらっしゃいました。そこで、彼女は整形外科医にも相談して地道に筋肉のリハビリ運動に取り組み、怪我以前の日常生活を取り戻すことに成功したのです。もちろん、運動教室にも戻ってこられて、いまはまるで骨折などなかったかのようにスムーズに体を動かされています。

この女性の例などは、人生がいまにも「寝たきりコース」に入りそうなところを、〝筋肉の巻き戻し力〟によって「健康長寿コース」へ路線変更することができたようなものでしょう。

このように、**筋肉には、その人の人生を変えるほどの大きな力が宿っているの**です。そして、その力をうまく引き出していけば、わたしたちは、理想的に動くことができていた〝あの頃〟の状態に体力や、健康、若さを巻き戻して、自分の人生をコントロールすることができるものなのです。

本書ではこれから、こうした「筋肉の巻き戻し力を引き出して、人生を変えていくコツ」を紹介していきたいと考えています。

ところで――

世の中には運動嫌いの人が少なくないものです。

たぶん、「筋肉を鍛えるトレーニング」と言っただけで、「筋トレ→きつい→つらい→たいへん→どうせ続かない」といったイメージを思い浮かべてしまう方もいらっしゃるのではないでしょうか。また、「筋トレ」というと、筋肉をムキムキにしたり腹筋を縦割りにしたりするきつい筋力トレーニングのことを頭に思い浮かべて、「どうせ自分には、あんなきついトレーニングは無理だ」と考えてしまう人もいらっしゃるかもしれません。

しかしみなさん、**これからこの本で取り上げる筋肉運動は、ああいう「きつい筋**

トレ」とはまったくの別物だと考えてください。

きつくもないし、つらくもないし、たいへんでもない。5分程度の時間があれば、誰にでも簡単にできます。テレビを観ながらやったっていいし、ごはんをつくっている合間にやったっていい。それくらい気軽にできる「とてもハードルの低い筋肉運動」なのです。

私は、本書で紹介する筋肉運動は、「トレーニング」というよりも「リハビリテーション」に近いと思っています。「トレーニング」というと、汗水流してつらい負担に耐えながらがんばらなくてはならないイメージがつきまといますが、「リハビリテーション」には、体を元の状態に戻すために最低限の基本運動を繰り返していくイメージがあるのではないでしょうか。

つまり、この本で取り上げる筋肉運動は、5年前、10年前にまで体の状態を巻き戻すための〝プチ・リハビリ〟のようなもの。自分の体を「**ちょっと前の体力**」「**ちょっと前の若さ**」「**ちょっと前の健康状態**」に戻すためのリハビリテーションのようなものなんですね。

このため、私は、本書で取り上げるハードルの低い運動を「筋リハ」と呼んでいます。

要するに、「筋肉トレーニング（筋トレ）」ではなく、「筋肉リハビリテーション（筋リハ）」。「筋リハ」は、5年前、10年前の自分を取り戻すための、シンプルで効果の高いリハビリテーションなのです。

この「筋リハ」であれば、どんなに運動嫌いの人でも継続して行なえるでしょうし、筋肉の活力エネルギーを引き上げて、以前の自分の体力、健康、若さを取り戻していけることでしょう。

ですからみなさん、ぜひ「筋リハ」を行なって、筋肉の力を引き出していってください。

筋肉という器官には、老化や衰えに抗う力があります。その力を目覚めさせて、体力、健康、若さを、元気だったあの頃のようによみがえらせてください。そして、老いや衰えの兆しが見えてきた人生を変えていきましょう。

「筋リハ」で人生は巻き戻せるのです。

ですから、しっかりと巻き戻したうえで、そこから健康な人生、幸せな人生を再スタートさせていきましょう。いまからでも、何歳からでも遅くはありません。筋肉の力を引き出して、〝健幸〟な人生を築いていこうではありませんか。

100歳まで動ける体になる「筋リハ」● 目次

はじめに 003

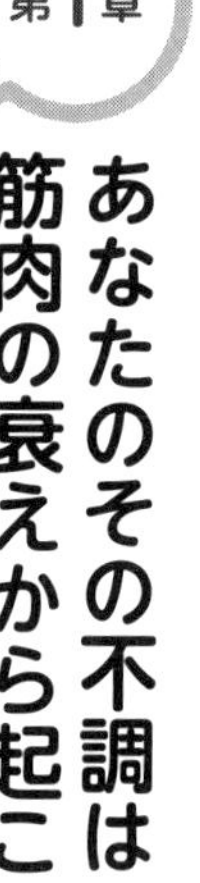

第1章

あなたのその不調は筋肉の衰えから起こっている！

○ あの不調もこの不調も「筋肉が落ちたせい」で起こっていた 022
○ “衰えの流れ”は自分で食い止めることができる 027
○ 「何も手を打たずにいるとどうなるか」を頭に叩き込んでおこう 033
○ 30代は「いままで通りにいかなくなってきた……」が少しずつ増えてくる 035
● 朝、体が重だるい、1日の疲れを翌日に持ち越してしまう 037
● 子供の運動会で親参加の競技に出て転んでしまう 038

- 肌荒れや肌のたるみがひどくなった 038
- 冷え性がひどくなってきた 039

○ 40代は体力の低下を認めざるを得なくなる〝節目〟の時期 039

- たまに、つまずいたり転んだりする 041
- 代謝が落ちて、中年太りが進んできた 042
- ねこ背が進み、姿勢が悪くなった 042
- 腰痛や肩こりに悩まされるようになった 043

○ 50代になると、めっきり体力が低下。生活習慣病にもご用心 044

- 駅の階段を急いで上ると息切れをするようになった 047
- 反射神経が鈍り、瞬発的な動きに自信がなくなってきた 047
- 体が硬くなった 048
- 健康診断でメタボや糖尿病を指摘された 048

○ 60代になると、〝大病〟や〝定年退職〟で体が一気に衰える危険も 049

- よろけたり、転んだりすることが多くなった 052
- 座った姿勢から立ち上がるとき、スッと立てなくなってきた 052

● 健診で「骨量が少ない」と指摘されてしまった 053
● ひざや腰など、あちこちの関節が痛む 053
● 尿漏れをするようになった 054

○ 70代になったら「サルコペニア」を進ませないようにご用心 054
● 歩くスピードが落ちた 056
● 「チョコチョコ歩き」をするようになった 057
● 足のふくらはぎ部分が細くなった 057
● ペットボトルのフタを開けられないくらい握力が落ちた 058
● ムセたり咳き込んだりすることが多くなった 058

○ 80代以降は、虚弱状態「フレイル」に陥らないように気をつける 059
● 近頃、もの忘れや記憶違いが多くなってきた 061
● 精神的に落ち込むことが多く、何もする気が起こらない 061
● 毎日、孤独な生活を送っている 062
● 肉や魚をあまり食べなくなった 062

○ 〝筋肉という財産〟を蓄えて、自分の人生を守っていこう 063

第2章
え!? がんや認知症にも筋肉の減少が関係していた!?

○ 筋肉の〝病気を防ぐ働き〟が分かってきた! 068
○ 筋肉は「人体最大の内分泌器官」だった! 070
○ 「運動をしている人は大腸がんになりにくい」の理由が分かった! 072
○ 筋肉を動かせば〝認知症を防ぐ働き〟も期待できる! 074
○ マイオカインは脂肪肝、糖尿病、高血圧、脳卒中、心臓病も予防する 078
○ マイオカインを効率よく分泌させる運動とは? 081
○ マイオカインは「夢の万能ホルモン」なのか? 084
○ 人間の体は〝動く〟ことで長持ちするようにできている 087

第3章
1日5分の「筋リハ」で体の中から若返る!

○ 〝小さな努力〟で、〝大きな効果〟を上げるための科学的プログラム 092
○ 「大腰筋」や「大腿四頭筋」などの下半身の筋肉を中心に鍛える 095
○ 筋リハは「1日2〜3種目、週3〜5日」行なうのが基本 098
○ 筋リハメニュー① **大腰筋スクワット** **A つかまりスクワット** 103
○ 筋リハメニュー① **大腰筋スクワット** **B 相撲スクワット** 106
○ 筋リハメニュー① **大腰筋スクワット** **C 薪割りスクワット** 109
○ 筋リハメニュー② **座りながらもも上げ** 112
○ 筋リハメニュー③ **クッション背中起こし** 114
○ 筋リハメニュー④ **大腰筋ランジ** 117
○ 筋リハメニュー⑤ **足の左右上げ下ろし** 120
○ 筋リハメニュー⑥ **座りながらひざ伸ばし** 122
○ 筋リハを長く安全に続けていくための5つの約束事 125
● 「初級レベル」からチャレンジする 125
● できるだけ「ゆっくり」行なう 126

● 腰やひざの関節に痛みがあるときは行なわない 126
● 持病がある人は医師に相談を 127
● 体調が悪いときは無理をしない 128

第4章

「筋育」「歩育」「食育」で〝いつまでも老いない体〟をつくる！

○ 体をいつまでも衰えさせないための〝3つの柱〟とは？ 130
○ 年々減少する筋肉のほとんどは「速筋」だった 132
○ エッ！ 「筋肉が脂肪に変わる」は本当だった!? 136
○ 毛細血管が増えると、筋肉という工場のエネルギー生産効率がアップする 141
○ パイプラインが増えると、体が軽くなって疲れにくくなってくる 144
○ 人の体はふたつの運動を行なってこそ調子よく回るようにできている 146
○ 「1日8000歩」「1週間で5万6000歩」を目標にする 149

○ウォーキングは〝足し算〟。チリツモで歩数を稼いでいこう 154
○「20分ウォーキング神話」にとらわれてはいけない 156
○お昼はちょっと遠めの店にランチを食べに行くのがおすすめ 158
● ウォーキングでは筋肉は鍛えられないことを肝に銘じる 159
● 「インターバル速歩」の〝筋トレ効果〟では弱すぎる 159
● 食事の後はなるべく歩くように心がける 160
● フォームはそんなに気にしなくていい 161
● 履きやすいシューズを選ぶ 161
● 張り切って「歩きすぎる」のもよくない 162
○食事は当たり前のことを当たり前に守っていくことが大事 163
○たんぱく質は〝筋肉をつくるもと〟。積極的に摂取しましょう 165
○糖質摂取は控えめに。でも〝ゼロ〟にしてしまうのはNG 168
○〝3つのシステム〟を育てて「いつまでも老いない体」をつくる 170

第5章

人生の〝健幸〟はいかに運動を続けられるかで決まる！

○「運動」は人生の〝運〟をよい方向に〝動〟かしてくれる 174
○筋肉量や歩数をレコーディングする習慣をつけよう 176
○〝運動をやめられない状況〟に自分を追い込む 179
○仲間と一緒に運動すると、モチベーションが維持できやすい 182
○10年若返れば、寝たきりになるのを10年先延ばしにできる 185
○運動をして〝人生の巻き戻しスイッチ〟をONにしよう 187

第1章

あなたのその不調は
筋肉の衰えから
起こっている！

あの不調もこの不調も「筋肉が落ちたせい」で起こっていた

人間は、筋肉から衰えていく生き物です。また、筋肉によってよみがえる生き物でもあります。

つまり、わたしたちが衰えるのも、よみがえるのも筋肉次第。それに、わたしたちが病気になるかどうか、健康を維持できるかどうか、いつまでも元気に長生きができるかどうかといったことに関しても、いちばんのカギを握っているのは筋肉だと言っていいでしょう。

みなさんは、ご自身の筋肉をしっかり保っていらっしゃいますか？

あれ？　なんだか、自信がないような顔をされている方がけっこういらっしゃいますね。たぶん、自分の筋肉量がどのような状況になっているのか、よく分かっていない人も多いのでしょう。

わたしたちは、日々の暮らしの中では、自分の体が変化していることになかなか気づきません。昨日も今日も明日も、同じ体の状態が維持されていると思ってしまいがちです。しかし、それはけっこう大きな落とし穴であり、「何も変わっていないから大丈夫だろう」とタカをくくって長い年月を過ごしてしまうと、「気づかないうちにいつの間にかこんなに衰えてしまった」ということになりかねないのです。

そして、この**「気づかないうちにこんなに衰えてしまった」という事態がもっとも起こりやすいのが筋肉**なのです。

「はじめに」でも触れましたが、わたしたちの筋肉量は、中年以降、およそ年1%の割合でじわじわと減っています。

1年で1%ということは、10年で10%の筋肉が落ちるということ。20代の筋肉量を100とすれば、30代あたりから少しずつ落ち始め、50代で30%減、60代で40%減、70代で50%減ということになります。さらに、70代あたりから筋肉量の落ち込みがぐっと加速するので、80代になると、20代のときの筋肉量の3〜4割程度にまで減ってしまうこともめずらしくありません。

このように、わたしたちの筋肉は、何も対策をとっていなければ、日々確実に減少する方向へと進んでしまうものなのです。ですから、ろくに体を動かさない生活を長く送っていると、いつの間にか筋肉量を減らしてしまい、「以前は何なくできていたことなのに、もう全然体がついていかない……」とか、「え!? この程度のことができないなんて、こんなはずじゃなかった……」とかといった衰えを感じるようになるわけです。

なお、こうした**筋肉量の減少による衰えがもっとも表面化しやすいのは、日々の身体動作や運動機能**です。覚えがある人も多いと思いますが、「つまずきやすくなった」「よろけるようになった」「速く歩いたり走ったりすることができなくなってきた」といった不調が多くなると、自分の体の動きが悪くなってきているのを嫌でも自覚するものですよね。

ただ、筋肉量の減少によってわたしたちの体に引き起こされている不調や衰えは、これだけではありません。体の動きが鈍くなるのは〝氷山の一角〟のようなものであり、わたしたちは気づかないうちにものすごくたくさんの不調や衰えを抱えてしまっているものなのです。

たとえば、みなさんは次のような〝よくある不調〟が筋肉量の低下のせいで起こっていることをご存じですか？

「体力が落ちて、仕事や家事をするとすぐに疲れてしまうようになった」
「健康診断で糖尿病を指摘されてしまった」
「年をとるとともに、体が硬くなってきた」
「ねこ背が進んで、姿勢が悪くなった」
「腰痛や肩こり、ひざ痛に悩まされるようになった」
「肌荒れやたるみがひどくなった」
「一度太ったら、なかなかやせなくなった」
「中年になってから、どっと太りやすくなった」
「年々、疲れが抜けなくなってきた」

「冷え性がひどく、とくに足先が冷えるようになった」
「尿漏れに悩まされるようになった」

いかがでしょう。一見すると、どれも筋肉とは関係ないように見えるかもしれませんが、じつはみんな筋肉量の低下が主な原因です。

先にも申し上げましたが、筋肉は人間の「活力エネルギー」を生み出している工場のような存在です。その工場が1年1%、10年10%の割合で減っていけば、必然的に生み出される活力エネルギーも減っていきます。

ちょっと考えてみてください。みなさんの体の筋肉が工場だとして、年々少しずつ工場の数が減っているのにもかかわらず、10年前、20年前と同じだけの生産量をクリアしろと言われて働き続けたらどうなると思いますか？　いまの工場には、もう10年前、20年前と同じだけの生産量を生み出す力はありません。それにもかかわらず無理をして働き続ければ、当然ながら疲れがたまり、かえって生産力が落ちてしまうでしょう。無理がたたって体のあちこちに不調やトラブルが生じてしまうかもしれませんよね。

つまり、**筋肉という工場が減ってくると、体の生産力がじわじわと低下し、次第に体が必要としているエネルギーをまかないきれなくなって、さまざまな不調や衰えが現われるようになるのです。**

疲れやすくなるのも、太りやすくなるのも、筋肉という工場を減らし、体の生産力を落としてしまったせいで起こっていること。みなさんが年齢とともに感じる不調や衰えは、そのほとんどが「筋肉減少」が関係していると言っても過言ではないのです。

〝衰えの流れ〟は自分で食い止めることができる

みなさん、次ページの図表を見てください。これは、筋肉量の減少によって起こり得るトラブルを年代別にまとめたものです。

筋肉量
100
徐々に
筋肉量が減少
肩コリがひどくなったな〜
今日もがんばろう
50代
40代
30代
20代

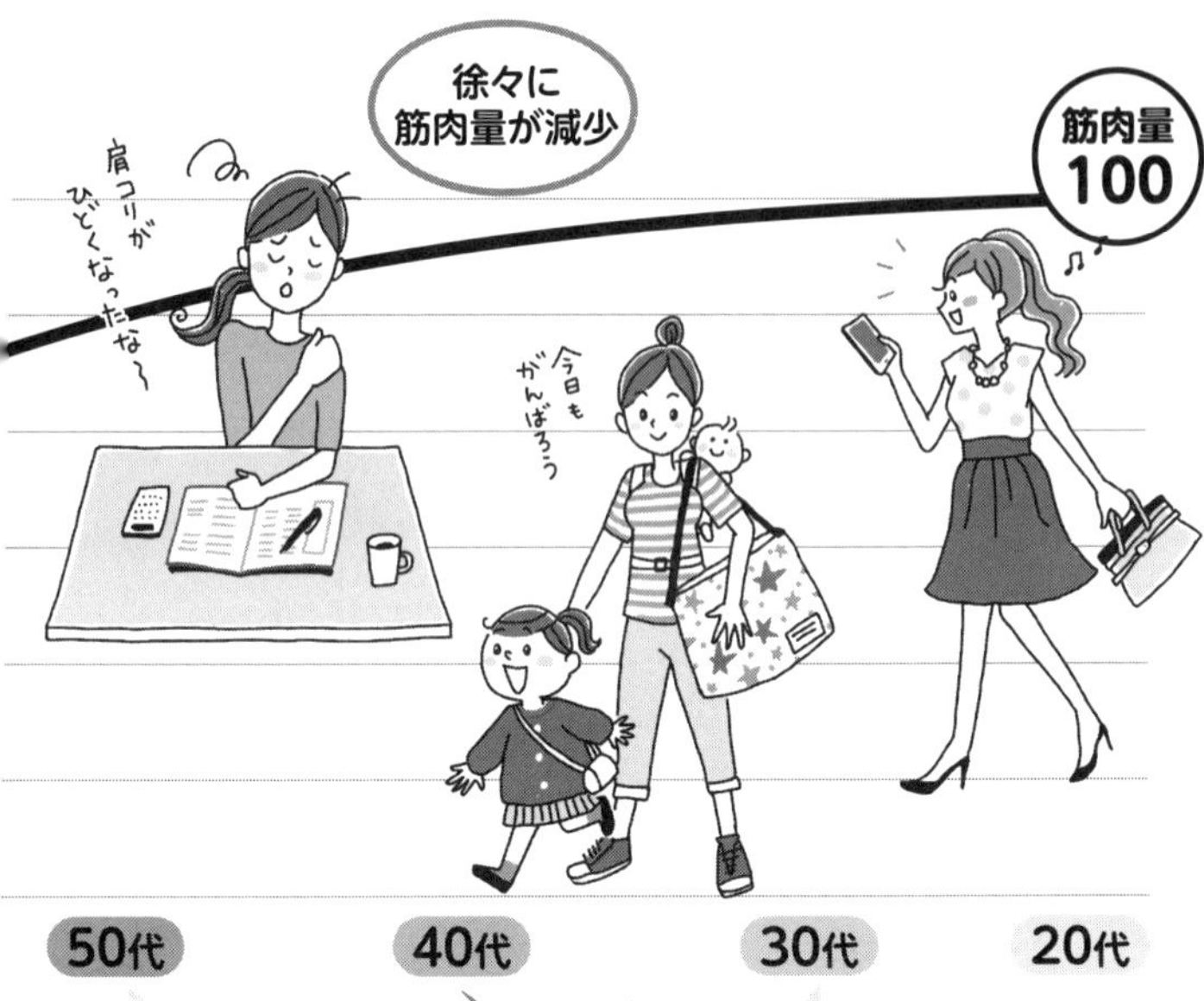

30代

- 朝、体が重だるい
- 疲れを翌日に持ち越してしまう
- 子供の運動会で張り切り競技に出て転んでしまう
- 冷え性がひどくなってきた
- 肌荒れや肌のたるみがひどくなってきた

40代

- たまにつまずいたり転んだりする
- 代謝が落ちて、中年太りが進んできた
- ねこ背が進み、姿勢が悪くなった
- 腰痛や肩こりに悩まされるようになった

50代

- 階段を急いで上ると息切れをするようになった
- 反射神経が落ちて、瞬発的な動きに自信がなくなってきた
- 体が硬くなった
- 健康診断でメタボや糖尿病を指摘された

年代別・筋肉量減少によって起こり得るトラブル

この頃から
筋肉量低下が
激しくなる
あぶない
ヨロ…
ボー……
放置していると
筋肉量低下は
進む一方
筋肉量
30~50
80代
70代
60代

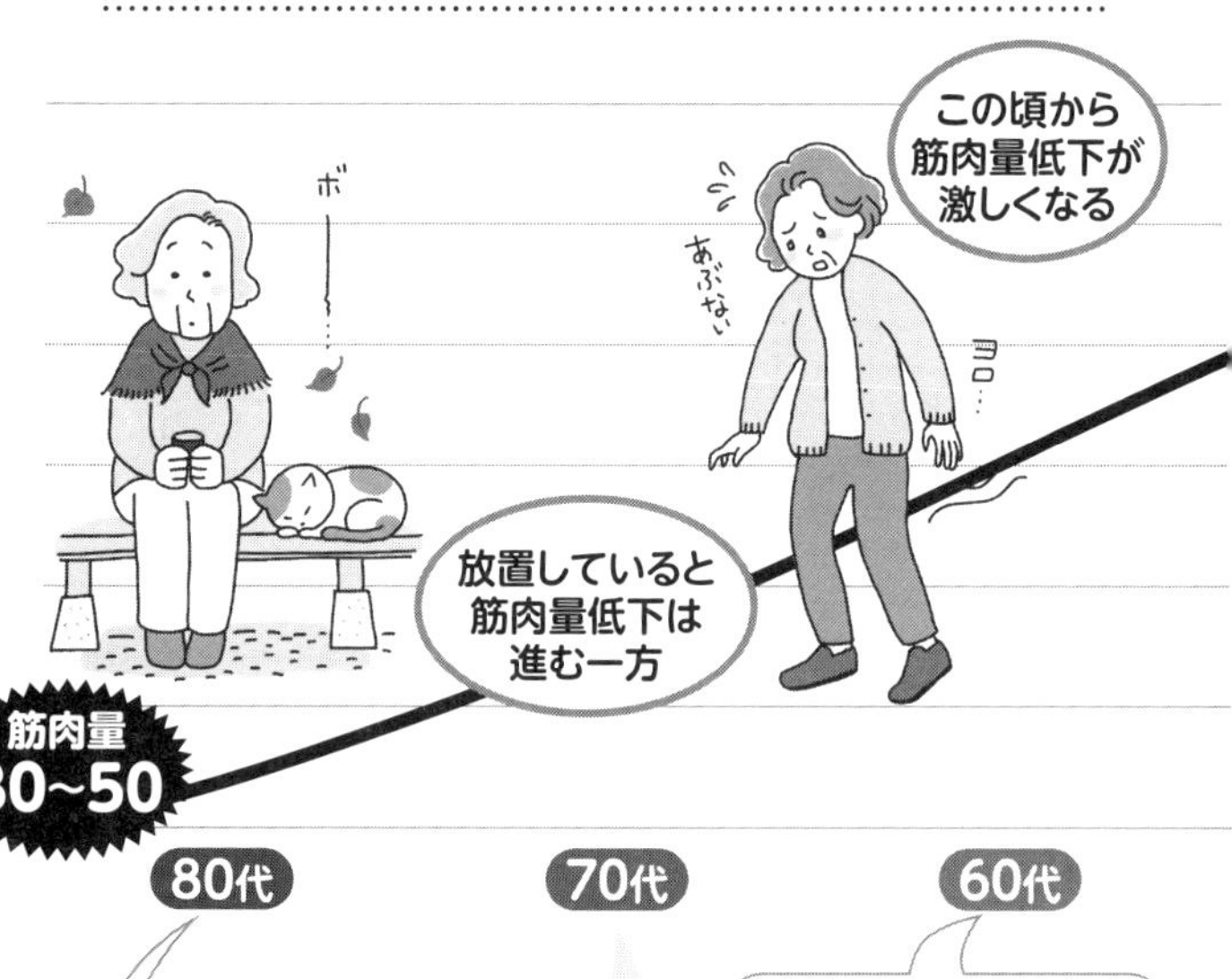

60代

- よろけたり転んだりすることが多くなった
- 座った姿勢から立ち上がるとき、スッと立てなくなった
- 健康診断で「骨量が少ない」と指摘されてしまった
- 尿漏れをするようになった
- ひざや腰などあちこちの関節が痛む

70代

- 歩くスピードが落ちた
- 「チョコチョコ歩き」をするようになった
- 足のふくらはぎ部分が細くなった
- ムセたり咳き込んだりすることが多くなった
- ペットボトルのフタを開けられない

80代

- 近頃、物忘れや記憶違いが多くなってきた
- 精神的に落ち込むことが多く、何もする気が起こらない
- 毎日孤独な生活を送っている
- 肉や魚をあまり食べなくなった

この表を見れば、年をとるにつれて、どのように筋肉量が低下していくのかが分かります。また、その低下によって、どれくらいの年齢でどんな不調やトラブルに見舞われるかも一目瞭然です。

先ほども述べたように、わたしたちは日々の暮らしの中では、昨日も今日も明日も同じ体の状態が維持されていると錯覚してしまい、じわじわと筋肉量が低下していることになかなか気づきません。

でも、この表を見れば、「自分の年齢だと筋肉量がどういう状況になっているのか」「それによって自分がどんな不調や衰えに悩まされるようになってきているのか」といった自分のポジションが客観的につかめるわけです。

たとえば、50代の人であれば、20代のときよりも筋肉量が30％くらい減ってきて、「めっきり体力が落ちた」「急いで階段を上ると息切れする」「体が硬くなった」「健診で糖尿病を指摘された」といった不調やトラブルが表面化しやすくなるのが見て取れます。

そして、何も対策をとらずに放っていれば、そのまま筋肉量の減少が進んでしまい、10年後、60代になると、よろけやすくなったり、ひざが痛くなったり、尿漏れをしたりといった〝もっと切実なトラブル〟が待ち受けているのも読み取ることができるでしょう。

さらに20年後、70代になれば、歩いたり立ったりといった日常動作もだんだんスムーズにいかなくなってしまいます。30年後、80代になれば、身体機能がさらに低下して寝たきりリスクが高まってくるということもお分かりいただけるのではないでしょうか。

つまり、このように**10年後、20年後、30年後に見舞われるであろう不調やトラブルを予測できる**わけです。

ただ、年をとるとともにこういった予測ができるとはいえ、このようにみすみす衰えていきたくはありませんよね。

では、いったいどうすればいいのか。

そうです。運動を習慣にして筋肉をつけていけばいいのです。前にも述べたように、筋肉はいくつになっても鍛えることができる器官。80歳、90歳になろうとも量を増やせることが科学的に証明されています。

だから、**運動をして筋肉量をキープすれば、この〝衰えの流れ〟を食い止めることが可能**なわけですね。また、年相応よりも筋肉量が多いくらいになるまでしっかりがんばれば、この〝衰えの流れ〟をさかのぼり、**5年や10年、20年くらい若返ることも可能**でしょう。

つまり、いま50代の人であれば、筋肉をつけさえすれば、10年先、20年先に老い衰えてしまわないようにすることもできるし、5年前、10年前、20年前の30〜40代の頃の状態に戻すこともできるわけです。

もちろんそれは、成人ならばどんな年齢の人にも当てはまります。

きっと、どんな年齢の方も「5年前、10年前のあの頃は、いまよりもずっと体がスムーズに動いていたし、体の調子もいまよりずっとよかった」と思っていることでしょう。

筋肉に訴えかければ、そういう「調子よく体が動いていた頃の自分」に戻ることが可能なのです。

ですからみなさん、筋肉をつけて、そういう調子のいい自分を取り戻してください。〝衰えの流れ〟は自分で食い止めることができるし、自分でその流れをさかのぼっていくことだってできるのです。ぜひ、流れを変えて、不調や衰えに悩まされることのない日々を取り戻しましょう。

○「何も手を打たずにいるとどうなるか」を頭に叩き込んでおこう

筋肉をつける運動を習慣にするには、「どうしてこの運動をやらなくてはならないのか」という目的や理由を、しっかりと頭にインプットしておくことが非常に大切です。何事もそうだと思いますが、**ひとつのことを長く続けるには、モチベーションを引き上げるような目的や理由が必要**なのです。

この本で紹介する筋肉運動「筋リハ」は、基本的に「これ以上衰えないため」「これ以上不調や病気に悩まされないようにするため」「健康や体力、若さを維持・

向上させるため」に行なうことを目的としています。

また、これらの目的に向けて日々運動を実践していただくには、「いま、筋肉をつけておかないと、どういう困った事態、恐ろしい事態に見舞われることになるか」についてちゃんと知っておく必要があると思います。きっと、その怖ろしさが頭にしっかりインプットされていれば、「そんなハメに陥らないためにも、いまのうちにがんばって筋肉をつけておかなきゃ」というモチベーションが湧いてくることにもなりますよね。

ですから、ここからしばらくは28〜29ページの図表に沿って「筋肉量の減少によって起こり得るトラブル」を年代別にご紹介していくことにしましょう。

先にも述べたように、30代以降、何もしないでいれば、筋肉は年1％、10年10％の割合で減っていきます。その減少の流れを放っていると、体にどういう不調や衰えが出てくるのか。それを30代、40代、50代、60代、70代、80代と、10年ごとに見ていきましょう。

みなさんは、これらの「筋肉量減少によって体が衰えていくプロセス」をしっかり頭に叩き込んでください。そして、「何も手を打たずにいれば、自分もいずれこうなってしまうんだ」「体をみすみす衰えさせてしまわないためには、いま、筋肉をつけるしかないんだ」という危機感を持って運動をがんばるようにしていきましょう。

○ 30代は「いままで通りにいかなくなってきた……」が少しずつ増えてくる

では、まず30代から見ていきましょう。

筋肉量は、20代後半か30歳あたりから少しずつ落ち始めるのが一般的です。もっともこの年代では、まだまだ筋肉の総量が高く保たれているため、運動機能や日常動作などに衰えが感じられるようなことは滅多にありません。ただ、普段から運動をしていないと、「20代のときと同じようにはいかなくなってくること」が少しずつ増えてきます。

たとえば、20代のときは徹夜をしてもまったく平気だったのが、30代以降は徹夜後に疲れが残るようになってきたり、20代のときはどんなに疲れても一晩寝ればすっきり回復できていたのが、30代になるとなかなか疲れがとれなくなってきたりします。

疲れがとれにくくなるのは、筋肉量が減少するとともに少しずつ基礎代謝が落ちてきているためです。30代あたりではまだ自覚のない人が多いのですが、**代謝の低下とともにまかなえる活力エネルギーが減り、疲労の回復に時間がかかるようになってきている**のです。

この活力エネルギーの低下は、車の排気量に喩(たと)えると分かりやすいと思います。20代のときには3000ccあった排気量が、筋肉量の低下とともに30代で2500ccに落ちたとしましょう。車で坂道を上る場合、3000ccで上るのと2500ccで上るのとでは馬力が違いますよね。つまり、20代のときは3000ccでラクラク上れていた坂道も、30代になり2500ccで上るとなると、パワー不足で息切れをしたり、パワーの回復に時間がかかったりすることが多くなるのです。こういう排気量の低下によって、**30代になると「20代と同じようにはいかないこと」が多くなってくる**というわけです。

このように、30代は、「あれ!? いままで通りにいかなくなってきたな」という「?」を生活の端々で感じるようになる時期。ちなみに、この時期に感じることの多い不調やトラブルは次の通りです。

朝、体が重だるい、1日の疲れを翌日に持ち越してしまう

先ほど説明したように、30代になり代謝が落ちてくると、それまでよりも疲労の回復に時間がかかるようになります。体の排気量が落ちて、次第にいままで通りにいかなくなってくるのです。そのため、ちゃんと寝ていても、朝に体のだるさを感じたり、前日の疲れが残っているように感じたりする場合が多くなってきます。

子供の運動会で親参加の競技に出て転んでしまう

30代では、心では「自分の体はまだまだ若い」と思っている人が多いもの。しかし、実際には運動器の機能は徐々に落ちてきていて、心と体のギャップが広がっているケースが少なくありません。子供の運動会に参観に来たお父さんが、いいところを見せようとリレーなどに参加して、すってんころりんと転んでしまうのも、こうしたギャップが広がっているせいだと言っていいでしょう。

肌荒れや肌のたるみがひどくなった

女性の場合、20代後半や30代になると〝お肌の曲がり角〟を感じることがあるでしょう。じつはこれも、筋肉量の減少によって代謝が落ち、肌の活力エネルギーが衰えてきたせいで起こることなのです。代謝が低下してくると肌細胞の代謝力も落ち、ターンオーバーと呼ばれる表皮細胞の生まれ変わる力が落ちて、肌が荒れたり10代、20代の頃の肌のハリや輝きがだんだん失われてきてしまうのです。

冷え性がひどくなってきた

20代後半、30代になると、冷え性を訴える女性が多くなってきます。これも基本的には、筋肉量の低下により基礎代謝が落ちたせいで現われる不調です。とくに足先が冷える人が多いのですが、これは筋肉量低下によりふくらはぎの「筋ポンプ」の力（筋収縮によって血液を上半身へ戻す力）が落ちてきて、足先に血液が滞留しやすくなったために起こること。筋肉量が落ちて「血液を回す力」が落ちてくると、てきめんに冷えを訴えやすくなるのです。

40代は体力の低下を認めざるを得なくなる〝節目〟の時期

次は、40代の不調やトラブルについてです。

40代になると、筋肉量の低下がいっそう進み、代謝の低下も進んで、30代のときに感じていた疲労感や不調感を〝より重く〟〝より頻繁に〟感じるようになります。

30代のときは、まだそうしたトラブルに対して〝見て見ぬふり〟をしてごまかすことができていた。ところが、40代になると、日々疲労感や不調感が幅をきかせるようになってきて、いよいよごまかしがきかなくなってくるのです。つまり、「自分も年をとって下り坂になってきたんだな」「体力が落ちてきたんだな」ということを嫌でも認めざるを得なくなるわけですね。

また、衰えを自覚せざるを得なくなるのは、体力だけではありません。代謝が落ちて中年太りが進んだり、体幹の筋肉が落ちてきてねこ背が進んだりといったように、**見た目の体型や姿勢にも衰えが現われてくる**ようになります。女性であれば、肌荒れやカサつき、たるみなどのスキントラブルも、いよいよごまかしがきかなくなってくるでしょう。さらに、筋肉の減少や姿勢の崩れから、腰痛や肩こりに悩まされる人も多くなってきます。

このように、40代になるとあちらこちらに衰えが目立ってくるわけですが、そこで重要になってくるのは、そうした衰えにちゃんと目を向けて、筋肉運動などの対策をスタートできるかどうか。すなわち、この時点で「代謝も体力もだいぶ落ちてきたから、筋肉をつけるようにしなきゃ」という気づきを得られるかどうかが大きなターニングポイントになるのです。

私は、このターニングポイントは、そのまま年々衰えゆく「下り坂コース」を行ってしまうか、それとも踏みとどまって体力や若さをキープできる「健康コース」を行けるかの、人生中盤の分岐点になると思っています。言わば、**40代は、衰えゆく流れに歯止めをきかせることができるかどうかの最初の〝節目〟の時期**なのです。

ぜひ、次のような不調や衰えを放置することなく、筋肉量をつける運動をスタートさせましょう。

たまに、つまずいたり転んだりする

40代になると「歩いているとき、何でもないような低い段差に足を取られて転んでしまった」「障害物をひょいっと飛び越えようと思ったら、足を引っかけてつまずいてしまった」といったことがたまに起こるようになります。頭ではラクに越えられると思っていても、実際には自分が思っているよりも足が上がっていないために、足を引っかけてつまずいたり転んだりしてしまうのです。この年代になると、大腰筋や大腿四頭筋などの下半身の筋肉量も徐々に落ちてきます。これらは足を上げたり、足を蹴り出したり、足を踏ん張ったりといった歩行活動に欠かせない筋肉。これらの筋肉が落ちてくると、それまで通りに歩いたり走ったりしているつもりでも、「あれ!? これまでと同じようにはいかなくなってきたな」ということが少しずつ増えてくるのです。

代謝が落ちて、中年太りが進んできた

筋肉量が減り、代謝の低下が進むと、だんだん太りやすくやせにくい体になってきます。代謝が落ちているのに、20代、30代の頃と同じ食生活を続けていれば、太ってしまうのは当然。このため、40代を過ぎると、中年太りになって体型を崩してしまう人がどっと増えてきます。

ねこ背が進み、姿勢が悪くなった

大腰筋や脊柱起立筋などは、体のセンターラインで姿勢を保つ役割を果たしています。ところが、40代を過ぎると、これらの体幹の筋肉が落ちてきて、次第に姿勢をまっすぐ支えられなくなってきます。ねこ背が進んだり、肩が落ちて体が丸くなったりといったように、中年期にだんだん姿勢が悪くなってくるのも、筋肉量の低下が大きく影響しているのです。

腰痛や肩こりに悩まされるようになった

中年期、筋肉量低下によって姿勢が崩れてくると、腰や肩に無理な荷重負担がかかるようになり、腰痛や肩こりに悩まされることが多くなります。とりわけ、腰痛には筋肉量の低下が大きく影響しています。腹筋や背筋などの腰周りの筋肉は、腰椎を支えるコルセットのような役割を果たしています。ところが、筋肉量低下が進むと、腰周りの筋肉も落ちてきて、腰椎が不安定性を増すようになってくる。これが腰痛の大きな原因になっていることが多いのです。

○50代になると、めっきり体力が低下。生活習慣病にもご用心

それでは、50代に移りましょう。

50代になると、「この頃めっきり体力が落ちた」「40代はなんとか持ちこたえていたけど、50代に入ったらガクンと落ちた」といったことを訴える人が多くなってきます。

もちろん、これも筋肉量が低下したせい。何も運動をしていない場合、50代になると、20代のときに比べて30％くらい筋肉量が落ちてしまうことになります。車の排気量で言えば、30％も排気量が落ちたら、出せる馬力やエネルギーがかなり縮小してしまいますよね。出せる力が落ちているのにもかかわらず、これまでと同じ仕事量をこなしていれば、当然、疲労を早く感じたり、仕事中に息切れを感じたりするようになってきます。そうした疲労や息切れの感覚が「ああ、体力が落ちたなあ」という実感となって現われてくるわけです。

さらに、50歳を過ぎて**筋肉量が落ち、基礎代謝が低下してくると、肥満や糖尿病などの生活習慣病に悩まされる人**がじわじわと増えてきます。肥満はともかくとして、どうして筋肉量の減少が糖尿病に関係してくるのか、ここでちょっと説明しておきましょう。

そもそも糖尿病とは、体内の過剰なブドウ糖を〝筋肉という工場〟が消費しきれなくなったために起こる疾患なのです。わたしたちの摂取した食べ物はブドウ糖に分解されて血液中に入り、その後、インスリンの働きにより筋肉へと送られます。そして、そのブドウ糖が〝筋肉という工場〟において処理され、エネルギー源として消費されることになるわけです。

つまり、〝筋肉という工場〟がたくさんあれば、入ってくるブドウ糖をどんどんエネルギーに変えて力を生み出していくことができるわけです。しかし、その工場がかなり減ってきているのに、ブドウ糖が次々に入ってきたらどうなることでしょう。当然ながら、工場でブドウ糖を消費しきれず、血液中にたくさんのブドウ糖が余るような事態になってしまいますよね。すなわち、こうした状態が続くと、血糖値が上がり、インスリンを出す膵臓が疲弊してしまい、糖尿病の症状が進んでいってしまうのです。

ですから、元はと言えば、〝筋肉という工場〟を減らしてしまったことが糖尿病を招く主因となっているのです。このため私は、糖尿病は「筋肉減少病」と言い換えてもいいとさえ思っています。

ともあれ、**50代になると、体力の衰えを感じるだけでなく、日々の不調が〝病気〟というかたちで現われてくるようになるのです。**

ただ、50代であれば、衰えてきたとはいえ、運動をするだけの体力や気力がまだ十分に残されています。ですから、そういうパワーがあるうちに、筋肉を維持・向上させる運動習慣をつけていくことが大事なのです。

50代で現われやすい不調や衰えは次の通りです。こうしたトラブルとちゃんと向き合い、しっかり対策をとっていくようにしましょう。

駅の階段を急いで上ると息切れをするようになった

先ほども述べたように、50代になると生活のさまざまなシーンで体力の衰えを思い知らされるようになってきます。「駅の階段を急いで上ると息切れをするようになった」というのも、その好例でしょう。

筋肉は糖や酸素を使ってエネルギーを生み出しています。ところが、筋肉量が減ってくると、「急いで階段を上る」などの急な行動をとったときに筋肉に十分な酸素が供給されず、酸素不足に陥ってしまうのです。そのために、ハァハァと息切れをしてしまうというわけ。きっと、駅の階段に限らず、さまざまなシーンで「こんなちょっとのことで息が上がるなんて……」と、衰えを実感させられている人も多いのではないでしょうか。

反射神経が鈍り、瞬発的な動きに自信がなくなってきた

後で改めて説明しますが、中年以降に落ちてくる筋肉は、『速筋』という瞬発力を担うタイプがほとんど。このため、年をとるごとに、とっさに身をかわしたり、

素早い動きをしたりといった瞬発力が次第に落ちてくるようになります。また、年をとると反射神経も鈍くなってきて、「脳の司令を瞬間的に実行する力」が落ちてきます。そして、こういった反射的な動き、瞬発的な動きの低下が目立ってくるのが50代前後であることが多いのです。

体が硬くなった

50代を過ぎると、体が硬くなったのを自覚する人が多いもの。じつはこれにも筋肉減少が関係しています。筋肉量が減り、筋肉繊維が細くなって隙間ができてくると、その隙間に結合組織が付着するようになります。この結合組織は、筋肉の〝サビ〟のようなものであり、この〝サビ〟が多くなってくると、筋肉の伸縮性が落ち、体の動きが悪くなってきます。ですから、体が硬くなるのは、筋肉量が減って筋肉がサビついてきたという証拠なのです。

健康診断でメタボや糖尿病を指摘された

先ほどご説明したように、糖尿病は「筋肉減少病」であり、また、肥満も筋肉減少による代謝低下が大きく影響しています。これらは言わば、「筋肉量を落としてしまったために起こる生活習慣病」のようなもの。50代を超えると、健康診断でメタボリックシンドロームや糖尿病を指摘される人が多くなってきますが、その指摘は「もうこんなに筋肉が落ちてしまいましたよ」という注意信号でもあると思ったほうがいいでしょう。

○60代になると、〝大病〟や〝定年退職〟で体が一気に衰える危険も

いよいよ60代です。60代になると筋肉量低下がいっそう進み、50代のときに抱えていた衰えや不調をいっそう切実に訴えるようになります。

体力の衰えも進んで、ちょっとのことですぐに疲れてしまったり、無理をすると数日にわたり疲れが抜けなかったりといったことも多くなってきます。それに、腰痛、肩こり、ひざ痛など、体のあちこちに痛みを抱えている場合も多く、筋肉量減

少による身体動作の能力低下もあいまって、徐々に生活行動の範囲が狭まってくる傾向もあります。

また、60代になると、ややもすれば一気に体が衰えてしまいかねない〝危険な落とし穴〟が待ち構えています。

その〝危険な落とし穴〟はふたつあります。

ひとつは、脳卒中、心臓病などの大病に見舞われるリスクです。60代はこうした大病の罹患率が増える時期。とくに運動習慣がない人の場合、動脈硬化が進んで血管が老化していることが多く、脳や心臓の血管にトラブルが発生するケースが目立つのです。私たち専門家は、こうした大病に見舞われることを「イベント」と呼んでいるのですが、イベントに見舞われると、それを機に衰えが一気に進んでしまうことが少なくありません。後遺症が残ったり、しばらくベッドから離れられなくなったりするケースも多く、体を動かさずにいるうちに、筋肉量がガクンと落ちて衰えが進行してしまうのです。

それと、もうひとつの〝危険な落とし穴〟は〝定年退職〟です。定年を迎えると、当然ながら、それまで何十年と通い続けた会社に行かなくてもよくなります。すると、それを機に家からあまり出なくなったり、家の中に引きこもってしまったりするケースが少なくないのです。

こうしたケースはとくに男性に多いのですが、家にこもって体をろくに動かさずにいると、てきめんに筋肉量が落ちて、体力や運動能力がガクンと低下してしまいます。転倒骨折でもすれば、60代でも寝たきりのような状態になってしまう可能性もあるのです。

とにかく、〝定年〟は、一生にわたって筋肉量を維持していくうえでは非常に危険なターニングポイント。ここで深い落とし穴にハマらないためにも、定年を迎える前から筋肉を動かす習慣や、外に出歩く習慣をつけておいたりする姿勢が大切なのです。

なお、その他にも、60代の時期には、次のような危険なトラブルに見舞われるケースもあります。60代で筋肉運動をスタートしてもまったく遅くはないのですから、ずるずると老い衰えてしまわないように、しっかり筋肉をつけて対処をしていきましょう。

よろけたり、転んだりすることが多くなった

何も運動をしていない場合、60代になると20代のときよりも40％相当の筋肉が落ちることになります。ここまで筋肉量低下が進むと、歩行中、たまによろけたり転んだりすることも……。もし、骨折でもして長期間寝込むようなことにでもなれば、さらに筋肉量は低下してしまうでしょう。そういうハメに陥らないよう、歩行に不安定さを感じるようになったら、危機感を持って筋肉をつけるようにしていかなくてはなりません。

座った姿勢から立ち上がるとき、スッと立てなくなってきた

朝、ふとんから起き上がる際に立つのに時間がかかったり、床や畳に座った姿勢から立ち上がるときにスッと立てなかったり……60歳を過ぎると、そういうことも多くなってきます。筋肉や関節の機能が衰えてくると、起き上がる、立ち上がるな

どの「身体行動のスタート時」にひと苦労する傾向が目立ってくるのです。

健診で「骨量が少ない」と指摘されてしまった

よく知られているように、女性は高齢になると骨量の低下が進んでいきます。とりわけ、運動習慣がなく筋肉量の少ない女性は、骨量が減りやすい傾向があり、骨粗鬆症(こつそしょうしょう)にでもなれば、ちょっとよろけたり転んだりした拍子に骨折してしまうリスクも高まってしまいます。転倒骨折を阻止するためにも、筋肉をつけ、骨量アップに励むようにしてください。

ひざや腰など、あちこちの関節が痛む

60代になると、ひざ痛を訴える人が増えてきます。また、ひざだけでなく、腰痛や坐骨神経痛など、あちらこちらに痛みを訴える人も少なくありません。先にも述べたように、筋肉は腰やひざを守る天然のコルセットです。しっかりコルセットをつけて関節を守り、痛まない体、動ける体を維持していきましょう。

尿漏れをするようになった

尿漏れに悩む人は、女性を中心に60代半ばあたりから多くなってきます。これももとをただせば骨盤底筋群などの筋肉量の低下が原因となっています。骨盤底筋群の機能低下は、早いうちから筋肉運動を行なって下半身の筋肉をつけていれば防ぐことができるはず。症状が現われないうちに、できるだけ筋肉をつけて対策しておくことをおすすめします。

70代になったら「サルコペニア」を進ませないようにご用心

筋肉の減少は、70代になったあたりから落ち幅が増してスピードアップしていきます。この時期を過ぎると、ちょっと運動をサボっていたり寝込んでいたりしただけで、どっと筋肉量が減少してしまうことが少なくないのです。たとえば、何かの病気や怪我をして1～2週間入院していたとしましょう。2週間もベッドの上で生活していたら、おそらくびっくりするくらい筋肉が落ちて、太ももが細くなってしまうのではないでしょうか。

なお、このように過度に筋肉量が減少してしまう疾患を「サルコペニア（筋肉減少症）」と呼びます。70代を過ぎると、筋肉量は20代のときの半分程度になっていることが多いもの。もともと量が少ないところでサルコペニアを進ませてしまうと、**筋力が一気に激減して、歩いたり体を支えたりといった基本的な生活動作にも影響が現われる**場合もあります。

また、このように過度に筋肉量が落ちてしまうと、当然体力も大幅に低下します。すると、ちょっと動いただけでも大きな疲労感を覚えるようになり、外に出歩いたり、家事などの作業をしたりするのが億劫になってきます。そして、普段の生活で体を動かさずにいると、さらに筋肉量が減ってしまい、いっそう動くのが嫌になるという悪循環にハマってしまうのです。

それに、こうした状態になると運動機能も大きく低下してしまうので、足をすべらせたり転んだりすることも多くなり、その際に骨折をする危険が高まります。骨折で立ったり歩いたりができなくなると、そのまま寝たきりになってしまうことも少なくありません。

ですから、70歳を超えたら、サルコペニアを進ませないように、できるだけ筋肉量を維持するように努めなくてはなりません。

私は、**70代の時点で踏みとどまって筋力や体力を維持できるかどうかが、その人の寿命に大きく影響してくる**と考えています。筋肉量から見れば、70代は人生終盤の最大の節目と言えるのではないでしょうか。

なお、70代以降に筋肉量が低下してくると、次のような不調やトラブルも起こるようになってきます。ぜひ、しっかり対策を行なって人生終盤の危機を乗り越えていきましょう。

歩くスピードが落ちた

筋肉量の低下は歩くスピードに現われます。歩く速度は50代頃から徐々に遅くなる傾向があるのですが、70代くらいから「目に見えてスローになる」ことが少なくありません。こうした傾向が出てきたら、サルコペニアが進んでいる危険もあるので注意が必要です。

「チョコチョコ歩き」をするようになった

足の筋肉量が大幅に落ちると、歩く際に足を大きく引き上げたり、足を前方へ大きく踏み出したりすることができなくなってきます。そのため、足を上げずにすり足をするように足を出し、歩幅を狭くしてチョコチョコと歩くようになってくるのです。この「チョコチョコ歩き」は、足を上げないためにたいへんつまずきやすく、転倒骨折を招く大きな原因にもなります。こうした歩き方をするようになったら、筋肉量低下がもう〝待ったなし〟のところまで進んできているサインと考えたほうがいいでしょう。

足のふくらはぎ部分が細くなった

当然ですが、筋肉量が大幅に低下すると足が細くなってきます。試しに、両手をふくらはぎのもっとも太い部分に当て、親指と人差し指で〝輪っか〟をつくるようにしてみてください。この際、手でつくった輪っかよりも足が細く、隙間ができるようなら、サルコペニアが進んでいる疑いがあります。

ペットボトルのフタを開けられないくらい握力が落ちた

全身の筋力の低下は、握力にも現われます。たとえば、市販のペットボトル飲料のフタを開けるのに苦労するようになったら、かなり筋力が落ちてきているという証拠。まったく開けられないようになってきたら、サルコペニアの疑いも出てきます。

ムセたり咳き込んだりすることが多くなった

高齢になり筋肉量の低下が進むと、体を動かす筋肉（骨格筋）だけでなく、内臓を動かす筋肉も衰えてきます。なかでも注意を払わなくてはならないのが『のどの筋肉』の衰えです。喉頭挙筋群（こうとうきょきんぐん）というのど仏を上下させている筋肉が衰えてくると、食道と気道の分岐点になる喉頭蓋（こうとうがい）がうまく閉まらなくなり、食べ物を誤嚥（ごえん）しやすくなるのです。たとえば、食事中にムセたり咳き込んだりすることが多くなったら、誤嚥しやすくなっているというサインであり、のどの筋肉の働きが落ちてきているという証拠。誤嚥は、肺炎や窒息を引き起こす大きな原因になります。飲み込み時には十分に注意を払うようにしましょう。

○80代以降は、虚弱状態「フレイル」に陥らないように気をつける

70代から80代、とくに80代以降になると、身体機能だけでなく、生活活動全般に老いや衰えが見られるようになってきます。

この年齢になると要介護状態になる人も多くなってきますが、近年、要介護になる前段階として注目を集めているのが「フレイル」です。フレイルは、身体機能や認知機能が低下して虚弱や老衰が進んだ状態のこと。多くの高齢者は、健常な状態から、筋力が衰えるサルコペニアの状態を経て、さらに身体機能・認知機能全般が

衰えるフレイルへと進むとされています。

そして、フレイルの先に待ち受けているのが要介護や寝たきりなのです。すなわち、フレイルは、「要介護・寝たきりになる一歩手前の状態」のようなもの。ただ、あくまで〝一歩手前〟の段階であり、フレイルの段階で運動をはじめとした適切な対応策をとれば、まだなんとか健康な状態へ戻ることができるとされています。言わば、「まだ戻れるけれど、これ以上衰えが進んでしまうと、いよいよマズイことになってくるよ」という段階なのです。

ですから、70代、80代以降、高齢になったなら、**フレイルに陥らないようにし、たとえフレイルになってしまっても、そこから健康な方向へ戻れるようにがんばっていかなくてはなりません。**

前にも述べたように、筋肉はどんなに年をとっても鍛えることができ、筋肉をつければ、それ以上の衰えを止めて体力や健康を取り戻す道も見えてきます。ぜひ、老化や衰えの流れをしっかりと食い止めて、要介護や寝たきりへ進まないようにしましょう。

なお、80代以降、とくにフレイルに関わる要因として注意を払わなくてはならない事項は次の通りです。

近頃、もの忘れや記憶違いが多くなってきた

フレイルには、認知機能の衰えも含まれます。高齢になって以降、もの忘れや記憶違いが多くなってきたり、家事や作業などでイージーミスが増えてきたりしたら、認知症が進んできたサインかもしれません。「もしや」と思った際は、ためらうことなく専門医に相談することをおすすめします。

精神的に落ち込むことが多く、何もする気が起こらない

認知症だけでなく、うつ病もフレイルを進ませる要因となります。うつ病はあらゆる世代に見られますが、高齢になってから罹ると、心身の衰えを一気に加速させてしまいます。「精神的に落ち込むことが多い」「何もする気が起こらない」「以前好きだったことに興味や関心が持てなくなった」といったうつ病の傾向が出てきた

なら、悪化しないうちに早め早めに専門医を受診してください。

毎日、孤独な生活を送っている

一人暮らしをしていたり、家にこもりっきりの生活をしていたりすると、フレイルが進みやすいとされています。逆に、地域活動やボランティア活動などに参加して、社会との接点やつながりを持っている人はフレイルが進みにくいことも分かっています。できるだけ孤独な生活を避け、人や社会と積極的に交わるようにしていきましょう。

肉や魚をあまり食べなくなった

高齢になると、だんだん食が細くなり、とくに肉や魚などのたんぱく質をあまり摂らなくなる傾向が目立ってきます。しかし、たんぱく質は筋肉をつくるもとであり、不足するとエネルギー不足に陥って栄養失調を起こすことにもなるのです。しかも、たんぱく質不足は、サルコペニアやフレイルなどの衰えを進ませる大きな原因にもなります。1日3食、バランスのいい栄養を摂取するのを基本とし、肉や魚などのたんぱく質も積極的に摂るようにしていきましょう。

〝筋肉という財産〟を蓄えて、自分の人生を守っていこう

さて——

ここまで、30代から80代にかけて筋肉量の減少によって起こるトラブルを駆け足で見てきました。きっと、みなさんが普段の生活で何気なく感じている不調や衰えにも、筋肉量が大きく関係しているということがお分かりいただけたのではないでしょうか。

現代の生活においては、体を動かす機会がどんどん減ってきています。

最近は多くの仕事がイスに座ってパソコンと向き合って行なうものになりましたし、買い物などにしてもたいていのものはインターネットで調達できるようになりました。わざわざ足を運ぶ必要がなくなり、体を動かさずに済まそうとすれば、難

なくそれができてしまうようになって、筋肉を使う機会そのものが減ってきているのです。

こうした便利な環境で暮らしていれば、体を動かさない人は「徹底して動かさない」ようになっていってしまうことでしょう。しかし、便利さに甘えてろくに筋肉を使わずにいたら、筋肉量はどんどん減っていってしまいます。おそらく、**実年齢よりも大幅に筋肉を減らしてしまい、通常よりもかなり早く衰えてしまう人**も出てくるのではないでしょうか。

一方、早い段階で「さすがにこのままじゃマズイ」と気づき、体を動かしたり筋肉をつけたりする習慣を自主的にスタートした人は、筋肉量を維持したり増やしたりして、健康で若々しい体をキープすることができるでしょう。そしてきっと、普段から「体をろくに動かしていない人」と「体を自主的に動かしている人」との間では、衰え方や衰えのスピードにかなりの差がつくようになっていくのではないでしょうか。

さらに、こうした〝差〟は、その人の人生の充実度や寿命の長短にも大いに関係してきます。

言ってしまえば、ろくに体を動かさずに早く筋肉を減らしてしまった人は、多くの不調や病気に悩まされつつ人生を送り、どんどん「寝たきり・要介護コース」へと向かっていってしまう。一方、体を動かす習慣をつけてしっかり筋肉をつけた人は、心身ともに健やかで充実した人生を送り、末永く「健康長寿コース」を進んでいくことができる――。

それくらいの差がついたとしても、まったく不思議ではありません。

私は、筋肉をつけることは、将来の自分の人生を守るための〝自己投資〟のようなものだと考えています。

早いうちからコツコツと筋肉をつけて〝自己投資〟をした人は、〝筋肉という財産〟を蓄えることができます。そして、財産を蓄えたことによって、自分の人生を「健康長寿コース」に進めていくことができるのです。つまり、投資で蓄えた〝筋肉という財産〟を武器にして、**老後の人生を寝たきりや要介護から守っていくこと**ができるわけですね。

ですからみなさん、いまのうちからしっかり筋肉を蓄えて、ご自分の人生を守っていってください。日々の運動で筋肉をつけて、「健康長寿コース」を歩んでいきましょう。

〝筋肉という財産〟をつくれるかどうかで、わたしたちのこれからの人生は、とても大きく変わってきます。ぜひみなさん、日々コツコツ財産を蓄えて、自分の力で幸せな人生を築いていくようにしましょう。

第2章

え!?　がんや認知症にも筋肉の減少が関係していた!?

○筋肉の〝病気を防ぐ働き〟が分かってきた！

第1章では、筋肉量の減少によって、体力や運動能力などにどのような衰えが現われるのかを中心に見てきました。

ただ、わたしたちの健康に対して筋肉が及ぼしている影響は、これだけにとどまりません。じつは、最新の医学研究により、わたしたちがもっとも不安に感じている病気・がんや認知症に関しても、筋肉が影響を与えていることが分かってきたのです。

おそらく、体を動かしたりエネルギーを生み出したりしている筋肉が、いったいどうしてがんや認知症に関係してくるのか、ピンとこない方も多いのではないでしょうか。

そのクエスチョンを解くカギは、筋肉の〝第3の働き〟にあります。

あまり知られていないのですが、わたしたちの筋肉には、体を動かしたり、体の活力エネルギーを生み出したりする働き以外にも、「ホルモンを分泌する」という内分泌器官としての働きがあります。そして、この〝第3の働き〟によって筋肉から分泌されるホルモンが、がんや認知症をはじめ、動脈硬化、糖尿病、肥満などさまざまな病気に影響を与えていたのです。

この筋肉から分泌されるホルモンは、「マイオカイン」と呼ばれています。はじめて耳にする人もいるかもしれませんが、「マイオ」は筋肉という意味、「カイン」は作動物質という意味であり、マイオカインは筋肉から分泌される物質の総称です。

筋肉から分泌されるマイオカインには何十種類もあり、そのほとんどはどのような働きをするのか、まだよく解明されていません。しかし、ここ数年の医学の進歩により、これらの働きの一端がようやく分かってきました。すると、〝ほんの一端〟が分かっただけなのにもかかわらず、「がんや認知症などの病気を防ぐ働きがあるかもしれない」ということが見えてきて、医学界やマスコミから大きな注目を集めているのです。

きっと、筋肉という器官には、まだまだ底知れぬ力が秘められているのでしょう。

そして、その力をうまく引き出せば、わたしたちは怖い病気を遠ざけて、もっともっと健康になることができるのかもしれません。

この第2章では、マイオカインの話題を中心として、こうした筋肉の可能性について解説していくことにしましょう。

筋肉は「人体最大の内分泌器官」だった！

そもそも、「骨格筋が何かを分泌しているらしい」ということは1990年代頃から取り沙汰されていました。

ただ、内分泌ホルモンというと、甲状腺や副腎、下垂体といった小さな臓器から出るものという先入観があり、その頃は「まさか筋肉が……」と考える研究者も少なくなかったのです。

ところが、筋肉が分泌するホルモン・マイオカインは、2000年代を過ぎたあたりから次々に発見され、「筋肉は人体最大の内分泌器官だった」ということが明白になってきました。

骨格筋が人体に占める割合は約40％です。じつに**人体の４割を占める器官がホルモンを分泌しているとなると、そのホルモンが人体にもたらす影響も多大なものであろう**ということが想像できますよね。そこで、各国の研究者はこぞってマイオカインに注目し、研究するようになってきたわけです。

現在見つかっているマイオカインは30種類以上あり、たぶんその数は今後もっと増えるでしょう。ただ、先にも述べたように、これらのマイオカインの大部分はどのような働きをするのかよく分かっていません。

そんな数あるマイオカインの中で、〝病気を防ぐ働き〟が明らかになってきたのは、次の６種類です。

「ＳＰＡＲＣ」……大腸がんを防ぐ働きを持つ
「イリシン」……認知機能を改善する物質・ＢＤＮＦの分泌を促す
「ＩＧＦ-１」……筋肉や骨の成長を促し、脳神経にも作用を及ぼす

「IL-6」……脂肪を分解して、肥満や糖尿病を抑える
「FGF-21」……肝臓で脂肪を分解し、脂肪肝を抑える
「アディポネクチン」……脂質を分解して、動脈硬化や糖尿病を防ぐ

では、これら6種類のマイオカインの働きを、その効能ごとにくわしく見ていくことにしましょう。

◯「運動をしている人は大腸がんになりにくい」の理由が分かった!

まず、がんを防ぐ働きをするマイオカイン『SPARC』についてご紹介しましょう。

大腸がんは、日本人にたいへん増えているがんのひとつ。がんによる死因では、女性では大腸がんがトップ。男性も3位となっています。そして、マイオカインのSPARCには、大腸がんを抑制する働きがあることが分かっているのです。筋肉

がさかんに収縮するとＳＰＡＲＣがつくられ、**ＳＰＡＲＣが大腸がん細胞を見つけると、がん細胞に対してアポトーシス（自殺）をするように働きかけることが分かっているんですね。**

もともと、「運動をしている人は大腸がんになりにくい」ということは、かなり前から疫学的な調査によって分かっていたのですが、そのメカニズムについてははっきりとは分かっていませんでした。しかし、近年になってＳＰＡＲＣが大腸がんを抑制することが分かり、さらに筋肉運動によってＳＰＡＲＣが分泌されることが分かって、「運動をする人にどうして大腸がんが少ないのか」の理由がはっきりしてきたというわけです。

なお、大腸がん以外のがんにも、マイオカインが影響を与えているのかどうかも気になるところです。

当然ながら、こうした研究も目下進行中です。研究途上のため、まだはっきりと言い切れない部分が多いのですが、**少なくとも13種類のがんに関して、筋肉が増えることでがんの増殖が抑制される可能性がある**とされています。

いずれにしても、今後研究が進めば、こうした点もどんどん明らかになってくることでしょう。

そうなれば、大腸がんのみならず「がんになりたくないのなら、いまのうちから運動をしてせっせと筋肉を動かしなさい」と言われるような日も、そう遠からずやってくるのかもしれません。

筋肉を動かせば〝認知症を防ぐ働き〟も期待できる!

次に、マイオカインの脳神経に対する働きを見ていきましょう。

いま、数あるマイオカインの中でもかなりの注目株となっているのが「イリシン」です。それというのも、この物質が認知症やうつ病を防ぐのに欠かせない働きをしていると考えられるようになってきているからです。

運動で体を動かすと、筋肉組織からイリシンが分泌され、このイリシンが血液を通して脳に入ると、脳内で「ＢＤＮＦ（脳由来神経栄養因子）」という物質の分泌を促すようになるのです。

このＢＤＮＦは、脳細胞に対して〝肥料〟のような働きをするたんぱく質です。ＢＤＮＦが増えると、脳細胞の働きが活性化して、細胞の新生や再生、細胞同士が結合するためのシナプスの形成などが促進されることが分かっています。また、記憶の中枢である海馬の働きを高めて記憶力をアップさせるという研究もありますし、うつ病やアルツハイマー病を防ぐ作用があるという研究も報告されています。

つまり、ＢＤＮＦという〝脳の肥料〟が分泌されると、脳細胞の働きが全体に元気になって、認知機能を改善する作用が期待できるというわけ。そして、その分泌の引き金となっているのがイリシンであり、そのイリシンが運動で筋肉を動かすことによって分泌されるというわけです。

また、脳機能改善につながるマイオカインはイリシンだけではありません。「ＩＧＦ－１」というマイオカインにも脳神経にプラスに働く作用があるとされています。

このＩＧＦ−１は、日本語にすると「インスリン様成長因子−１」と呼ばれている成長ホルモンの一種です。この成長ホルモンは、かねてから筋肉や骨を成長させるのに欠かせない働きをしていることが知られていました。

しかし、筋肉や骨だけでなく、脳細胞の成長にも関わっていることが、近年明らかになってきたのです。筋肉からＩＧＦ−１が分泌され、ＩＧＦ−１が血液を通して脳に入ると、神経細胞新生を促したり、シナプスのつながりをよくしたり、脳血管の新生を促したりする働きをすることが報告されています。また、ＩＧＦ−１には、アルツハイマー病の原因物質とされるアミロイド−β（ベータ）を減少させる働きがあることも分かっています。こうした働きにより、**脳細胞を活性化させたり認知機能を改善させたりする効果が期待できる**というわけですね。

おそらく、みなさんの中にも認知症が心配だったり、脳機能の衰えが不安だったりする方が少なくないのではないかと思います。とりわけ高齢になってくれば、こうした心配や不安は年々ふくらんでくるもの。きっと「脳トレドリル」などをやっている方もいらっしゃるのではないでしょうか。

でも、こうしたマイオカインの研究成果を見ている限りでは、脳の衰えが心配なら、家にこもって「脳トレドリル」ばかりやっていてもダメだということになりますね。

イリシンにしてもIGF-1にしても、運動をして筋肉を動かさないことには分泌されません。頭を使って脳を動かすだけでなく、筋肉を使って体も動かす必要があるのです。

すなわち、普段から〝頭〟も〝体〟も両方ともしっかり動かしていく姿勢が、脳の機能を高めたり、認知症やうつ病を防ぐことにつながっているのです。私がこれまで「運動教室」を見てきた経験から言っても、日々、筋肉運動をせっせと行なってきた人は、ほとんどの方が80代、90代になっても認知症になることなく、しっかりしていらっしゃいます。

きっと、日々筋肉を動かしているか否かで、わたしたちの脳の働きはものすごく大きく違ってくるのでしょう。ぜひみなさん、このことを肝に銘じておいてくださいね。

○マイオカインは脂肪肝、糖尿病、高血圧、脳卒中、心臓病も予防する

マイオカインには、脂質代謝に深く関わっているものも少なくありません。なかでも、脂肪の分解に関わって生活習慣病に影響をもたらしているのが「ＩＬ-６」「ＦＧＦ-21」「アディポネクチン」の３つです。

これらの特徴をそれぞれ述べていきましょう。

ＩＬ-６は「インターロイキン-６」の略であり、この物質は炎症や免疫などに広く関わることが以前から知られていました。筋肉から分泌されたＩＬ-６は、筋肉内の脂肪の利用を促進したり、肝臓において脂肪を分解したりする働きがあることが分かっています。

また、ＦＧＦ-21は「線維芽細胞増殖因子-21」の略。こちらも脂肪細胞に作用して、肝臓において脂肪を分解し、脂肪肝や肝硬変を防ぐ働きがあることが分かって

います。

ちなみに、脂肪肝とは、糖質や脂質の摂りすぎによって肝臓に中性脂肪が過剰に貯まってしまう疾患のこと。これを放っていると、肝臓がダメージを受けて肝硬変に進む危険があるほか、高血糖や糖尿病が進みやすくなることが知られています。肝臓に脂肪が貯まりすぎると、「インスリン抵抗性」と言ってインスリンが効きにくくなる状態に陥り、血液中の糖がスムーズに摂り込まれなくなってしまうケースが多いのです。その結果、血液中に糖があふれ、高血糖状態が続き、糖尿病になったり糖尿病が悪化したりするわけですね。

だから、**運動で筋肉を動かしていれば、IL-6やFGF-21が効果的に分泌され、肝臓内の脂肪を減らして、脂肪肝、高血糖、糖尿病などを未然に防ぐことにつながる**のです。きっと、みなさんの中にも、健康診断を受けた結果、肝機能や血糖の値が気になっている方がいらっしゃるのではないかと思います。そういう方は、普段から食事に気をつけるのはもちろん、やはり日々運動をしてしっかり筋肉を動かすことが必須だと言えるでしょう。

さらに、アディポネクチンも脂質代謝に大きく関与している物質です。アディポネクチンには、体内の脂肪を燃焼させて肥満を防いだり、糖の利用を促して糖尿病を防いだりする働きが認められています。それと、アディポネクチンには血管をメンテナンスする作用があり、傷ついた血管を修復して動脈硬化を防いだり、血管を拡張させて高血圧を防いだりする役割も担っています。言わば、メタボリックシンドロームを防いだり改善させたりするのに不可欠の物質。また、動脈硬化が進行して起こる脳卒中や心臓病を予防するのにも欠かせない物質だと言えるでしょう。

もともと、アディポネクチンは、脂肪細胞そのものからも分泌されるし、肝臓からも分泌されることが知られていました。ただ、10年ほど前、運動によって筋肉組織からも分泌されていることが分かったのです。

要するに、**肥満、糖尿病、高血圧、脳卒中、心臓病**といった生活習慣病を予防し**たり改善したりするにも、やはり日々運動を行なってアディポネクチンを分泌させ**

6つのマイオカインの効果

SPARC	大腸がんを防ぐ
イリシン	認知機能改善・脳を活性化
IGF-1	筋肉・骨・脳細胞の成長を促す
IL-6	脂肪を分解。肥満・糖尿病を防ぐ
FGF-21	脂肪を分解。脂肪肝・肝硬変を防ぐ
アディポネクチン	脂肪を分解。動脈硬化・糖尿病を防ぐ

ていったほうがいいということ。IL-6、FGF-21、アディポネクチンの3つのマイオカインを分泌させることは、食事や睡眠とともに生活習慣病を制するカギと言ってもいいのではないでしょうか。

マイオカインを効率よく分泌させる運動とは?

以上、現在明らかにされている6つのマイオカインの働きを見てきました。では、こういったホルモンを筋肉から分泌させるには、いったいどのような運動をすればいいのでしょうか。

正直に言えば、これに関してもあまりくわしいことは分かっていません。なにせ、マイオカイン自体が研究途上なので、「どうすれば効率よく分泌できるのか」に関してもそんなに調べられていないのが現状なのです。

ただ、これまでに上がっている研究報告を総合すると、だいたい次のような点は言えるのではないかと思います。

・筋肉を収縮させる運動をするほうがいい
・下半身の大きな筋肉（大腰筋・大腿四頭筋など）を動かす運動をするほうがいい
・なるべく多くの筋肉量を保っているほうが、マイオカインを安定的に分泌することにつながる
・そんなに負荷の高い筋肉運動を行なう必要はない
・筋肉運動は1日数分でもＯＫ。時間や回数を増やしても、分泌が増えるわけではない

・筋肉運動は、できるだけ日々継続的に行なうようにする

なお、こういった条件をすべて満たしたうってつけのトレーニングが「スクワット」などの筋肉運動です。

「スクワット」というときつい筋トレをイメージする人もいらっしゃるかもしれませんね。しかし、そんなに激しいものを行なう必要はなく、**ごく軽い負荷のスクワットを中心として、下半身の大きな筋肉を収縮させる運動を継続的に行なっていければいいと思います。**

ちなみに、次章でご紹介する「筋リハ」は、スクワットを中心として、大腰筋や大腿四頭筋などの下半身の筋肉を鍛えられるように考案されています。負荷の軽い筋肉運動で大きな効果を引き出せるようにプログラミングしてあるので、誰でも手軽に行なうことができるでしょう。これを継続して行なっていけば、筋肉量も維持・向上させていくことができますし、マイオカインによる効果も十分に引き出せるはずです。

◯マイオカインは「夢の万能ホルモン」なのか？

この章では、マイオカインのもたらす効果を中心にご紹介してきましたが、みなさんはどのようにお感じでしょう。

「がんや認知症の予防にも役立ってくれるし、糖尿病や動脈硬化、心臓病や脳卒中も防いでくれる。そのうえ、体内の脂肪を減らしてくれるっていうんだから、ダイエットや若返りにもプラスになるかもしれない……なんだか、何でも叶(かな)えてくれる夢のようなホルモンだな」――そんな感想をお持ちの方もいらっしゃるかもしれませんね。

実際、週刊誌やテレビなどでは、マイオカインに対して「夢の万能ホルモン」「究極の若返りホルモン」などといった大仰な見出しをつけて紹介しているケースが多いようです。

しかし、私は、「マイオカイン＝夢の万能ホルモン」といった紹介の仕方には、いささかの疑問を感じています。

なぜなら、マイオカインのもたらす効果は、〝運動〟という習慣が生み出すたくさんのメリットのうちの一部だから。たとえば、〝運動によってわたしたちにもたらされる健康効果〟が10くらいあるのだとすれば、マイオカインのもたらす効果はそのうちのひとつです。

もちろん、マイオカインにはまだ解明されていないものも含めて、計り知れないほどの健康効果が秘められていることでしょう。ただ、それも運動全体の効果から見ればワン・オブ・ゼムであり、運動には、それくらい大きな規模の〝人を健康にする効果〟があるわけです。

ですから、「マイオカインを分泌させさえすれば、それだけですべての問題が解決する」といった受け止め方をしてしまうのはちょっと筋違い。むしろ、**「マイオカインを含めた運動の効果を全体的に引き出していってこそ〝万能的な素晴らしい効果〟が得られる」**と考えていくべきでしょう。

そして、こうした観点で言わせていただくなら、私は「運動こそは、数えきれないほど多くの病気に効く〝万能薬〟だ」と考えています。

なぜならば、これまで述べてきたように、運動をすれば、血流もよくなるし、血管も若くなるし、代謝も上がるし、脂肪も減らせるし、肥満を解消することもできるのです。さらに、認知症やうつ病のリスクを減らして脳にも好影響をもたらすことができます。とにかく多種多彩な効果が期待できるわけで、同じことを薬物療法でやろうと思ったとしたら、ものすごくたくさんのクスリを体内に投入しなくてはならないでしょう。こんなにもたくさんの効果を一気に生み出してくれるわけですから、運動はまさに〝万能薬〟と呼ぶにふさわしいのではないでしょうか。

とりわけ、運動という〝クスリ〟が優れている点は「代謝を動かせる」ところです。運動によって筋肉が増えれば基礎代謝が上がりますし、筋肉からマイオカインが分泌されれば、脂質代謝や糖代謝も向上します。こうした作用により、体内でエネルギーを生み出す力が効率的に引き上げられ、体を運営していくための代謝能力が全体的に向上するのです。

このような〝体全体を根本から底上げするような芸当〟ができるのは、運動をおいて他にありません。こういった効果が得られることがちゃんと分かっているわけですから、運動という〝クスリ〟を活用しないのはもったいないというもの。わたしたちはこの〝万能的な素晴らしい効果〟をもっともっと積極的に活用していくべきなのではないでしょうか。

人間の体は〝動く〟ことで長持ちするようにできている

私は、人間の体は、もともと〝動く〟ことによって健康になるようにプログラミング設定されているのではないかと思っています。

人間は〝動物〟の一種であり、動物とは〝動く生き物〟です。ですから、体を動かし、筋肉を動かして、しっかり〝動く〟という行為を行なっていてこそ、調子よく動いたり体を長持ちさせたりできるメカニズムになっている。おそらく、筋肉を動かすことでマイオカインが分泌されるのも、そういうメカニズム設定がなされているからなのでしょう。

そして、人間は、動くか動かないかによって、ものすごく大きな差がつく生き物なのだろうとも思っています。

極端な話、ろくに動かずにいると、どんどん動けなくなっていき、てきめんに寿命を縮めてしまいます。一方、普段からちゃんと動いていれば、いつまでも動ける体を維持できて、健康長寿をまっとうすることができる。それくらいの差がついてもおかしくはないでしょう。

とにかく、日々しっかりと体を動かしていれば、運動機能をキープできるのはもちろん、肥満、糖尿病、高血圧、動脈硬化、心臓病、脳卒中といった多くの病気を予防することにもつながりますし、がんや認知症などのリスクも減る可能性が高いのです。

ですからみなさん、日々体を動かして、いつまでも動ける体、いつまでも健康な心身をキープしていってください。筋肉をつけ、マイオカインを分泌させて、運動の〝万能薬〟としての効果をできるだけ引き出していきましょう。

別に、そんなにきつい運動やつらいトレーニングは必要ないのです。

私は、運動の〝万能薬〟としての効果を引き出していくには、「これくらいなら自分でも楽しく続けられる」というくらいの軽めの負荷の運動を長く続けていくのが、もっとも効率がいいと考えています。

そのための運動プログラムについては、次章でくわしくご紹介します。さあ、みなさん、体を動かし、筋肉を動かして、〝万能的な素晴らしい効果〟を存分に引き出していきましょう。

第3章

1日5分の「筋リハ」で体の中から若返る！

〇〝小さな努力〟で、〝大きな効果〟を上げるための科学的プログラム

この章では、筋肉のリハビリテーション、「筋リハ」の具体的なやり方をご紹介していきます。

ただ、筋リハメニューを紹介する前に、私の筋リハに込めた思いを少しだけ述べさせてください。

まず、これからご紹介する筋リハは、あくまで健康増進を目的としたものです。いつまでも体力を維持して、いつまでも健やかで若々しく人生を送っていくには、どのような筋肉運動をやっていく必要があるのか——。そういった点をいちばんに考えてプログラミングしてあります。

それと、筋リハはどちらかというと「運動に苦手意識がある人」や「これまであまり運動をやってこなかった人」「運動をやる気はあっても実際には実践できていない人」「運動を始めても長続きしなかった人」「運動は嫌いだけど健康のために何か始めなきゃと思っている人」に向けてプログラミングをしてあります。要するに、

いままであまり運動に縁のなかった人でも筋肉運動を長く続けていけるように、あえてハードルを低めに設定してあるのです。

このため、「筋肉をムキムキにしたい」「腹筋が割れるくらい鍛えてみんなが見とれるような体にしたい」「ハードなトレーニングで自分の肉体を鍛え直したい」といったご要望をお持ちの方は、残念ながら筋リハでは負荷が軽すぎて、そのニーズを十分に叶えることはできないかもしれません。こうした目的をお持ちの方は、ジムに通ったりマシンを使ったりトレーナーをつけたりして、つらくてハードな筋トレを行なうほうがいいと思います。

私は、健康増進のために行なう運動に関しては、「必要最低限ギリギリくらいの軽めの負荷にしたほうがいい」という考えを持っています。

なぜなら、そのほうが長く続けられるからです。

後で改めて述べますが、運動というものは長く続けなければ意味がありません。筋肉量の維持・向上も続けなければ期待できないし、さまざまな健康効果も続けないことにはまったく現われてきません。運動の効果は、〝継続すること〟なしには**手に入れることはできないのです。**

しかしながら、多くの場合、人間の意志は弱いもの。最初は意気込んでスタートしても、ずっと運動を続けていける人はそう多くありません。とりわけ、いちばん挫折しやすいのが高すぎるハードルを自分に課してしまうパターン。量やきつさを高く設定してスタートしてしまうと、初めはがんばっていても日が経つうちに「やっぱり自分にはきつい……」「ああ、もう続けられない……」という結末を迎えることになりがちなんですね。

ですから、1日にやる量やきつさは、必要最低限ラインのギリギリまでハードルを下げておいて、その軽めの運動を日々コツコツと、長く続けていくほうがいいのです。

筋リハでは、これまで積み上げられてきた科学的研究データをもとにして、ハードルの高さを「さまざまな健康効果が得られる必要最低限のライン」に設定しています。また、それぞれのメニューも、日々の生活で長く続けていけるように工夫し

郵 便 は が き

料金受取人払郵便

代々木局承認

1536

差出有効期間
平成30年11月
9日まで

1 5 1 8 7 9 0

203

東京都渋谷区千駄ヶ谷 4 - 9 - 7

(株) 幻 冬 舎

書籍編集部宛

1518790203

ご住所 〒

都・道
府・県

フリガナ
お名前

メール

インターネットでも回答を受け付けております
http://www.gentosha.co.jp/e/

裏面のご感想を広告等、書籍の PR に使わせていただく場合がございます。

幻冬舎より、著者に関する新しいお知らせ・小社および関連会社、広告主からのご案内を送付することがあります。不要の場合は右の欄にレ印をご記入ください。

不要 □

本書をお買い上げいただき、誠にありがとうございました。
質問にお答えいただけたら幸いです。

◎ご購入いただいた書名をご記入ください。

『　　　　　　　　　　　　　　　　　　　　　　』

★著者へのメッセージ、または本書のご感想をお書きください。

●本書をお求めになった動機は？

①著者が好きだから　②タイトルにひかれて　③テーマにひかれて
④カバーにひかれて　⑤帯のコピーにひかれて　⑥新聞で見て
⑦インターネットで知って　⑧売れてるから／話題だから
⑨役に立ちそうだから

生年月日	西暦　　年　　月　　日（　　歳）男・女			
ご職業	①学生	②教員・研究職	③公務員	④農林漁業
	⑤専門・技術職	⑥自由業	⑦自営業	⑧会社役員
	⑨会社員	⑩専業主夫・主婦	⑪パート・アルバイト	
	⑫無職	⑬その他（　　　　）		

ご記入いただきました個人情報については、許可なく他の目的で使用することはありません。ご協力ありがとうございました。

てあります。

これらを日々コツコツと実践していけば、みなさんもきっと挫折することなく運動を続けることができ、続けるうちに多くの健康効果を実感できるようになるでしょう。

つまり、筋リハなら、より〝小さな努力〟で、より〝大きな効果〟を上げられるのだということ。ぜひみなさん、必要最低限の運動をいつまでも続けていき、最大の健康効果を引き出すようにしていきましょう。

「大腰筋」や「大腿四頭筋」などの下半身の筋肉を中心に鍛える

もうひとつお断りしておきましょう。

筋リハのメニューは、下半身の筋肉を中心に鍛えるようにプログラミングしてあります。

なぜ下半身中心なのかというと、「下半身の筋肉のほうが上半身よりもずっと衰えやすいから」です。

どれくらい差があるかというと、**筋肉量の減少率は下半身のほうが上半身より1・5倍も大きい**とされています。

たとえば、50代になると、上半身の筋肉は20代のときに比べて12～13％くらい減るのですが、下半身の筋肉はというと、20代のときに比べて30％も減少してしまいます。いかに下半身の筋肉のほうが減りやすいかがお分かりいただけることでしょう。

そして、下半身の中でも減りやすいのが「大腰筋」「大腿四頭筋」などの太い筋肉なのです。

大腰筋は腰の脊柱と両太ももの大腿骨とをつないでいるインナーマッスルで、上半身と下半身をつなぐ〝大黒柱〟のような働きをしている筋肉。また、大腿四頭筋は両太ももの太い筋肉のことを指します。これらは両方とも、わたしたちが直立二足歩行をするのに非常に重要な役割を果たしている筋肉であり、高齢になってこれらの筋肉量が落ちてくると、足を引き上げたり踏み出したりといった歩行の基本動作が次第にできなくなってくるのです。

さらに、大腰筋、大腿四頭筋などの下半身の太い筋肉は、前の章で述べたマイオカインを分泌させるのにも重要な役割を果たしています。普段から下半身の太い筋肉をさかんに収縮させていると、マイオカインが安定的に分泌されることが分かっていて、さまざまな健康効果を得るためには、これらの筋肉をしっかり鍛えていくことが不可欠なんですね。

ですから、こうした点を考え併せていくと、下半身に狙いを絞って筋リハを行なうほうが得策なのです。

それに、上から下まで全部鍛えようとすると、メニューの数も増えてきますし、それだけ時間も多くかかることになって、肉体的・精神的なプレッシャーも大きくなってしまいます。そうなったら、当然プレッシャーに負けて途中で挫折してしまう可能性も大きくなってしまいますよね。

ですから、**運動の継続性をより高めていくという点でも、下半身に絞って筋肉運**

動をしていくほうがよいのです。

ぜひ、こうした理由を心得たうえで筋リハを行ない、効率よく下半身の筋肉を鍛えていってください。そして、効率的に筋肉量を増やし、効率的に健康効果を引き出していきましょう。

筋リハは「1日2〜3種目、週3〜5回」行なうのが基本

では、全体の筋リハメニューをご紹介しましょう。

メニューは次の6種類8パターンです。メニューが多すぎても、どれをやったらいいのか迷って混乱してしまうことが多いので、筋リハはメニューの数も可能な限り絞り込んであります。

① 大腰筋スクワット　A つかまりスクワット
　　　　　　　　　　B 相撲スクワット

C 薪割りスクワット

②座りながらもも上げ
③クッション背中起こし
④大腰筋ランジ
⑤足の左右上げ下ろし
⑥座りながらひざ伸ばし

これら6種類8パターンの筋リハメニューは、必ずしも全部行なう必要はありません。

ただ、**1日になるべく3種目、最低でも2種目は行なう**ようにしましょう。さらに、この2~3種目のうち、1種目は必ず①の大腰筋スクワットを入れるようにしてください。大腰筋スクワットは筋リハのもっともメインとなる重要種目であり、そのためにA、B、Cの3パターンを紹介してあります。

3パターンのスクワットのうち、選ぶのはA、B、Cのどれでも構いませんし、

②〜⑥の5種目からどのメニューを選んでプラスしていくのでも構いません。「①A＋②＋⑥」「①C＋③＋④」「①B＋⑥」といったように、組み合わせは自由です。「自分は『①B＋②』が気に入ったから、これをしばらく続けてみる」といったように、気に入ったメニューを一定期間続けて行なってもいいですし、月曜は「①A＋②」、火曜は「①A＋③」、水曜は「①A＋④」といったように、日替わりでメニューを変えて行なうのもいいでしょう。

「1日2〜3種目」は、2〜3種目を一度にやっても構いませんし、ばらばらにやっても構いません。たとえば、「朝①Aのスクワットをやって、昼に⑥のひざ伸ばしをやり、夜に③のクッション背中起こしをやる」といったように、朝昼晩の3回に分けてやるのもいいでしょう。

もっとも、2種目であれば、一度にやっても5分もあればできるはずです。3種目をかなりじっくりやったとしても10分もあれば十分でしょう。

5分や10分程度であれば、どんなに忙しい人でも時間を捻出して実践することができるはずです。ぜひ、「1日2〜3種目」を毎日の生活の一部に組み込んで、健康習慣として長く続けていってください。

また、「週に何回筋リハを行なえばいいのか」も、みなさんの気になるところだと思います。

これは**「週に3〜5回」**を基本としてください。

できれば、週5回行なっていただきたいところなのですが、いろいろと忙しかったり、急に出張や法事が入ったり、いまひとつ体調が優れなかったりといった場合もあるでしょう。ただし、そういう場合も、最低「週3回」は筋リハを行なうようにしましょう。

なぜなら、残念ながら「週1〜2回」では運動効果を上げることができないからです。筋肉運動の効果を上げることのできるギリギリ最低限のラインが「週3回」だと考えるようにしてください。

ですから、目標は「週5回」とし、週に2回分は〝休み〟のカードを使うことができると考えて、どんなに忙しいときでも「週3回」をキープするようにしていくといいのではないでしょうか。

とにかく、「1日2~3種目、週3~5回」。筋肉運動の数々の健康効果は、これをコンスタントに続けていってこそもたらされるのです。

きっと実際にやってみれば「へえ、意外に簡単なんだ」「これならずっと続けられそうだ」と思うのではないでしょうか。みなさん、1日1日コツコツと筋リハを続けていき、その日々の積み重ねで大きな健康効果を引き出していってください。

筋リハメニュー① 大腰筋スクワット

さて、それでは6種類8パターンの筋リハメニューのやり方を具体的に説明していくことにしましょう。

まずは「大腰筋スクワット」です。先にも述べたように、このスクワットは筋リハにおいては欠かせない重要メニュー。日々の生活のいろんなシチュエーションで楽しみながら続けていけるように、大腰筋スクワットに限り、A、B、C、3パターンのやり方をご紹介します。

大腰筋スクワット A つかまりスクワット

――鍛えられる筋肉：大腰筋・太ももの筋肉・お尻の筋肉

スクワットは、下半身の筋肉を効率よく鍛えるという点では、〝これ以上適したものはない〟というくらいの効果を発揮する定番の運動です。筋肉運動は「スクワットなしには語れない」と言ってもいいでしょう。

ただ、みなさんの中にはスクワットに「きつい運動」というイメージを持ってしまっている方も少なくないのではないでしょうか。

しかし、そんなことはないのです。スクワットは正しいやり方でやりさえすれば、そんなにきつくはありません。とりわけ、ここで紹介する「つかまりスクワット」は、さまざまなスクワットのなかでも、もっとも軽い負担で行なえるものであり、気軽に取り組めるメニューのひとつです。

やり方をご紹介しましょう。

このスクワットはイスにつかまりながら行ないます。まず、両足を肩幅に広げ、イスの背を持って立ちます。両つま先はまっすぐ正面に向けてください。次に、背すじを伸ばしたまま、息を吐きながらゆっくりとひざを曲げ、腰を落としていきます。そして、ひざの高さまで腰を落としたら、息を吸いながらゆっくりと元の姿勢に戻ります。これを何度も繰り返すだけです。

なお、ひざを曲げる際は、ひざ頭がつま先よりも前に出ないように気をつけてください。つま先よりも前に出るとひざ関節を痛めるリスクが高くなります。ひざが前に出ないようにするには、お尻をグッと後ろへ突き出すような感覚で腰を落としていくといいでしょう。

また、スクワットは深く屈曲すればいいというものではありません。きつく感じる場合はひざの高さまで曲げなくてもOK。とくに、ひざ関節に不安がある方は、無理をしないようにしてください。

それと、イスには体重をかけないようにご注意ください（体重をかけると後ろへ倒れる可能性があります）。イスには手を添える程度につかまり、あくまで体の動作を安定させるためにつかまるものと考えたほうがいいでしょう。

◎大腰筋スクワット◎

A つかまりスクワット

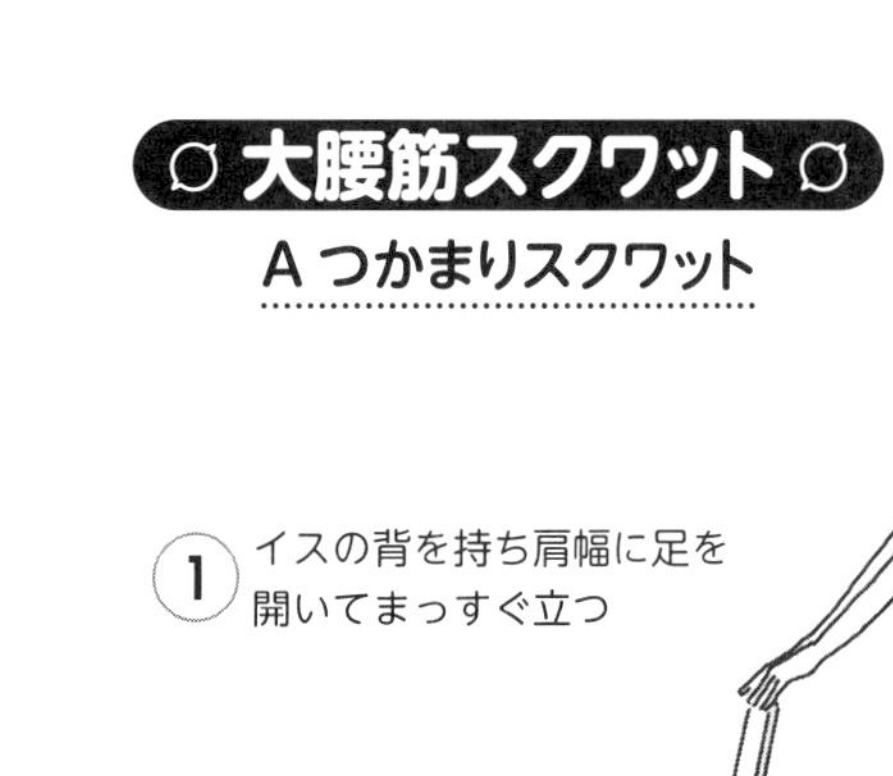

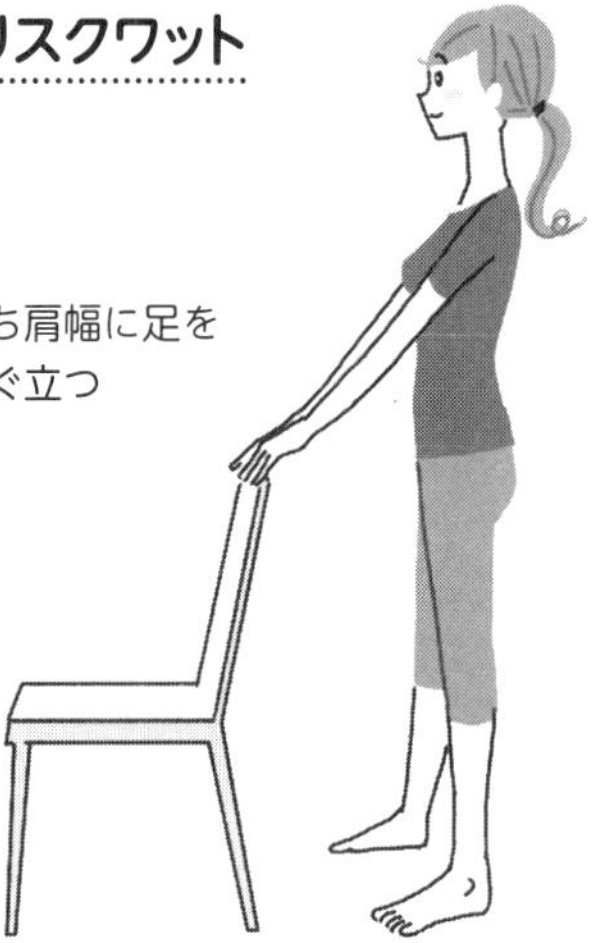

① イスの背を持ち肩幅に足を開いてまっすぐ立つ

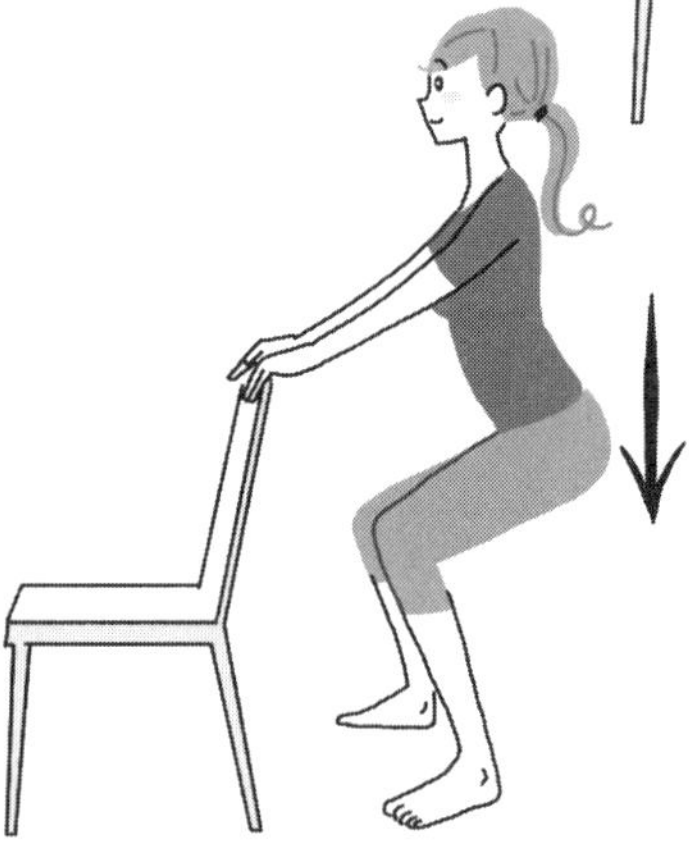

② ひざの高さまで腰を沈ませる

初級レベル 10回　**上級レベル** 20〜30回

こうした点を守りつつ行なえば、大腰筋、太ももやお尻などの筋肉が効率よく鍛えられ、丈夫で安定した下半身をつくっていくことができるはずです。ぜひ、「つかまりスクワットは筋リハのいちばんの基本」と心得て、普段のメニューに取り入れていくようにしてください。

大腰筋スクワット B 相撲スクワット

――鍛えられる筋肉：大腰筋・太ももの筋肉・お尻の筋肉・股関節周りの筋肉

大腰筋スクワットのBパターンは、ちょっと変形のスクワット。お相撲さんが〝しこ〟を踏む動作からヒントを得たスクワットで、私は「相撲スクワット」と呼んでいます。

まず、両足を肩幅よりも少し大きめに開いて立ちます。両つま先は少し外側に開き、両手はひざの上に当ててください。次に、お相撲さんが〝しこ〟を踏む要領で、片足をゆっくり大きく上げ、その足を床に下ろします。さらに、足を下ろすと同時にゆっくりと腰を落としていき、ひざの高さまで沈ませてください。その後は、ゆっくり元の姿勢に戻り、反対側の足も同様に行ないます。

なお、ひざを曲げる際は、「ひざとつま先を同じ方向へ向けて曲げる」「ひざ頭をつま先よりも前に出さない」の2点に注意をするようにしてください。また、〝しこ〟を踏む際は勢いよくドスンと足を下ろさなくてもOK。バランスを崩さないように気をつけながら、ゆっくりと上げ下ろしするようにしましょう。

ちなみに、この相撲スクワット、ヒップアップなどの下半身の引き締めに効果があり、最近は海外の女性にも大人気のようです。もちろん、お尻だけでなく、大腰筋、太ももの大腿四頭筋など、下半身の重要な筋肉を鍛えるのにもたいへんうってつけです。

それに、相撲の〝しこ踏み〟には、大地を踏みしめて邪気や邪念を振り払うという意味合いもあるとされます。精神統一をするのにもいいので、朝、出かける前に気持ちを引き締めたり気合を入れたりするのを兼ねて、このメニューを行なうのもいいかもしれませんね。

○ 大腰筋スクワット ○

B 相撲スクワット

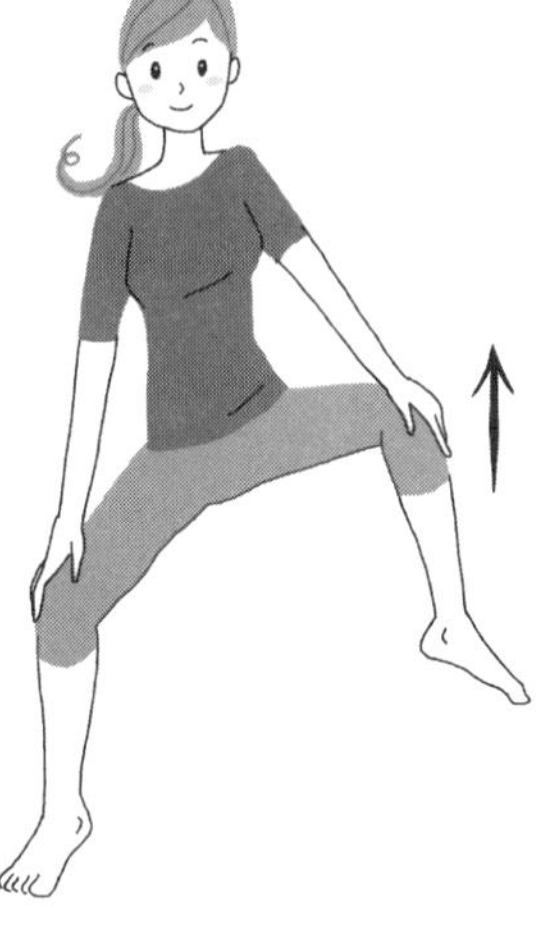

① ひざとつま先を同じ方向に開いて腰を沈め、ゆっくり片足を上げる

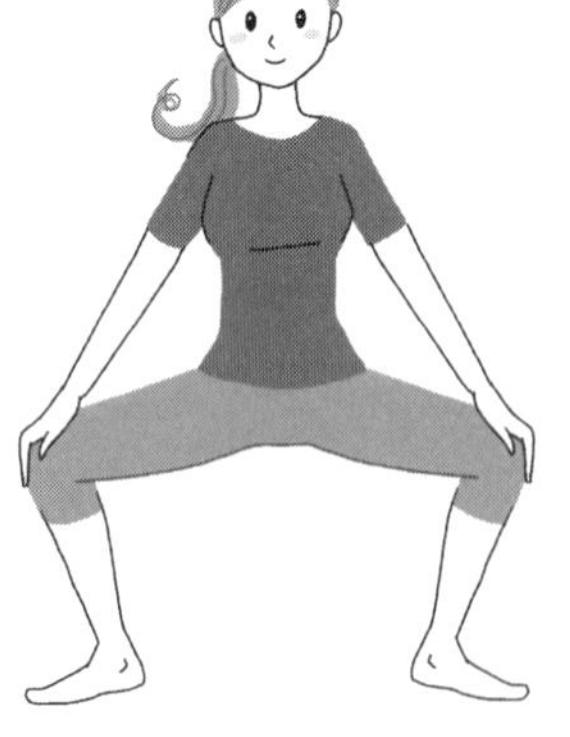

② 足をゆっくり床に下ろし、しこを踏む。その際、腰を深くゆっくりと沈めてスクワットを行なう。反対側も同様に

初級レベル 左右5回ずつ 1セット

上級レベル 左右5回ずつ 2〜3セット

大腰筋スクワット C 薪割りスクワット

――鍛えられる筋肉：大腰筋・太ももの筋肉・お尻の筋肉・腕や肩の筋肉

大腰筋スクワットのCパターンは「薪割りスクワット」です。これは、スクワットで腰を落とした姿勢をキープしながら両手を前方へ振って、「薪割りをするような動作」をするメニュー。腰を落とした姿勢をキープするには、それなりの下半身の強さが必要となるので、A、B、Cの3パターンの中ではもっとも強度の高いスクワットだと言っていいでしょう。ただ、強度が高い分だけ筋肉をつける効果の高いメニューだと思ってください。

まず、両足を肩幅に開いてまっすぐ立ち、両腕を前方へ水平に伸ばして手を組みます。次に、両腕を伸ばしたまま、ひざを曲げ、息を吐きながらゆっくり腰を落としていきます。さらに、ひざの高さまで腰を落としたら、そこで姿勢をキープし、目の前にある薪を鉈(なた)で割るようなつもりでゆっくり腕を上げ下げします。腰をしっかり沈ませたまま、5～10回「薪割り」をしましょう。それが終わったら、ゆっくり元の姿勢に戻ってください。

注意事項は、Aの「つかまりスクワット」と同様に、ひざ頭をつま先よりも前に出さないという点。背中をまっすぐにしたまま、お尻を後ろへ突き出すような要領で体を沈めていけば、ひざを前に出しすぎずに安定したポーズをキープすることができるはずです。

なお、このスクワットでは、大腰筋、太ももの筋肉、お尻の筋肉を強化できるほか、腕や肩まわりなどの上半身の筋肉も鍛えることができます。筋肉強化は下半身中心に行なったほうがいいとはいえ、「上半身はまったく鍛えなくてもいい」というわけではありません。薪割りスクワットであれば、下半身だけでなく上半身も併せて強化していくことができるので、日々のメニュー・スケジュールにうまく取り入れていくことをおすすめします。

たとえば、「A、B、Cの大腰筋スクワットを日替わりで行なう」「週に1回は薪割りスクワットを行なう」などと決めて、定期的に〝薪割りをする〟ようにしていくといいのではないでしょうか。

○ 大腰筋スクワット ○

C 薪割りスクワット

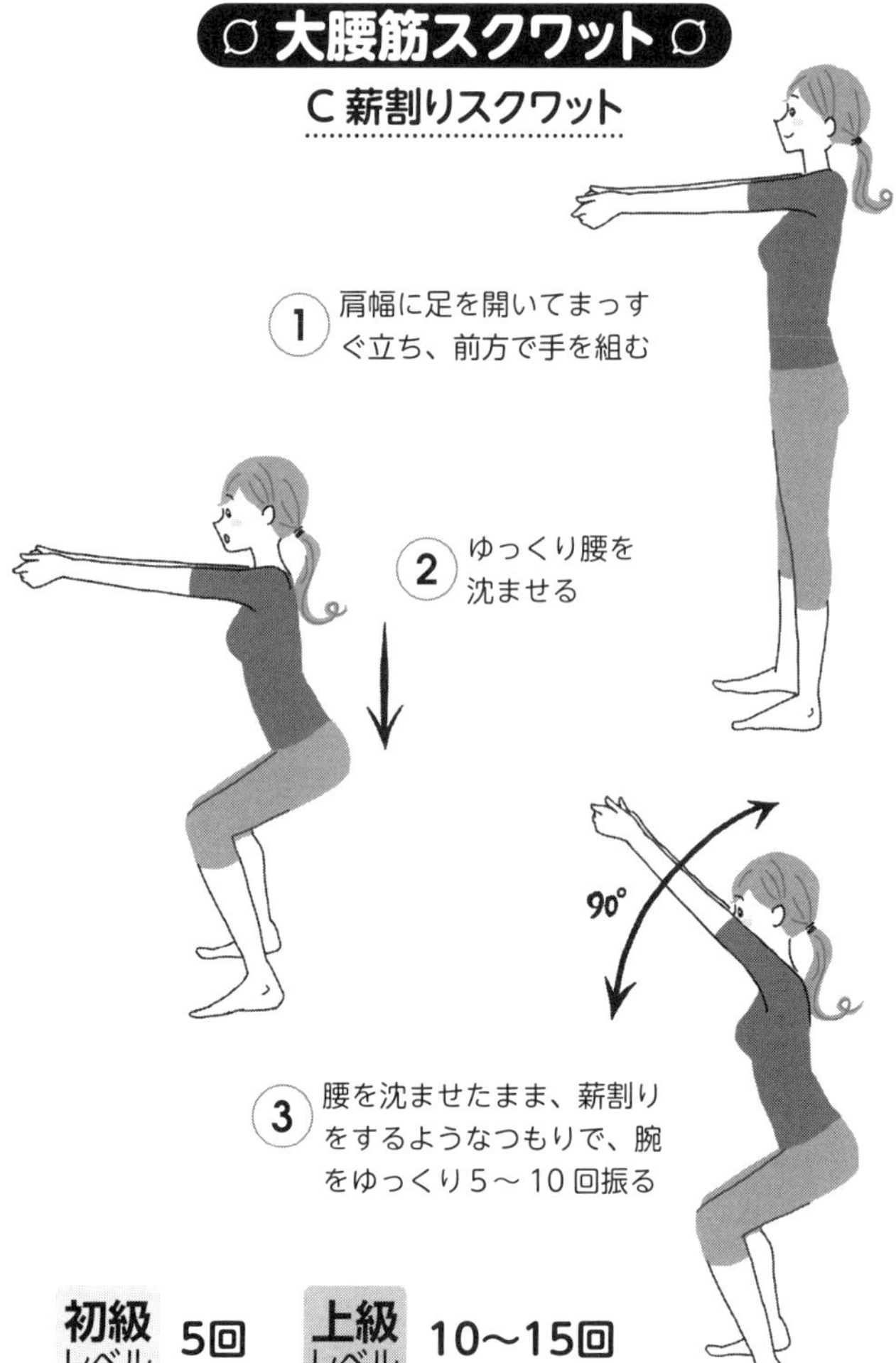

① 肩幅に足を開いてまっすぐ立ち、前方で手を組む

② ゆっくり腰を沈ませる

③ 腰を沈ませたまま、薪割りをするようなつもりで、腕をゆっくり5～10回振る

初級レベル 5回　**上級レベル** 10～15回

筋リハメニュー② 座りながらもも上げ

――鍛えられる筋肉：大腰筋・腹筋

では、②のメニューに移りましょう。「座りながらもも上げ」は、その名の通り、イスに座りながらもも上げをする運動。もも上げというと、立って行なうイメージが強いかもしれませんが、座りながらでも効果があり、これにより大腰筋や腹筋を鍛えることができるのです。

まず、イスに浅く腰掛けて背すじをピンと伸ばします。そして、イスの座面を両手でつかんでください。次に、片方の足を引き上げると同時に上体をかがめ、ひざを胸に十分に引きつけます。このとき、勢いよくひざを胸に近づけるのではなく、スローモーションのようにゆっくりと足を近づけていくようにしてください。また、近づけていくときに、おなかの筋肉に力が入るのを意識しながら行なうといいでしょう。片方の足を5回上げたら、反対側の足も5回同じように行ないます。左右5回ずつ行なって1セット終了です。

座りながらもも上げ

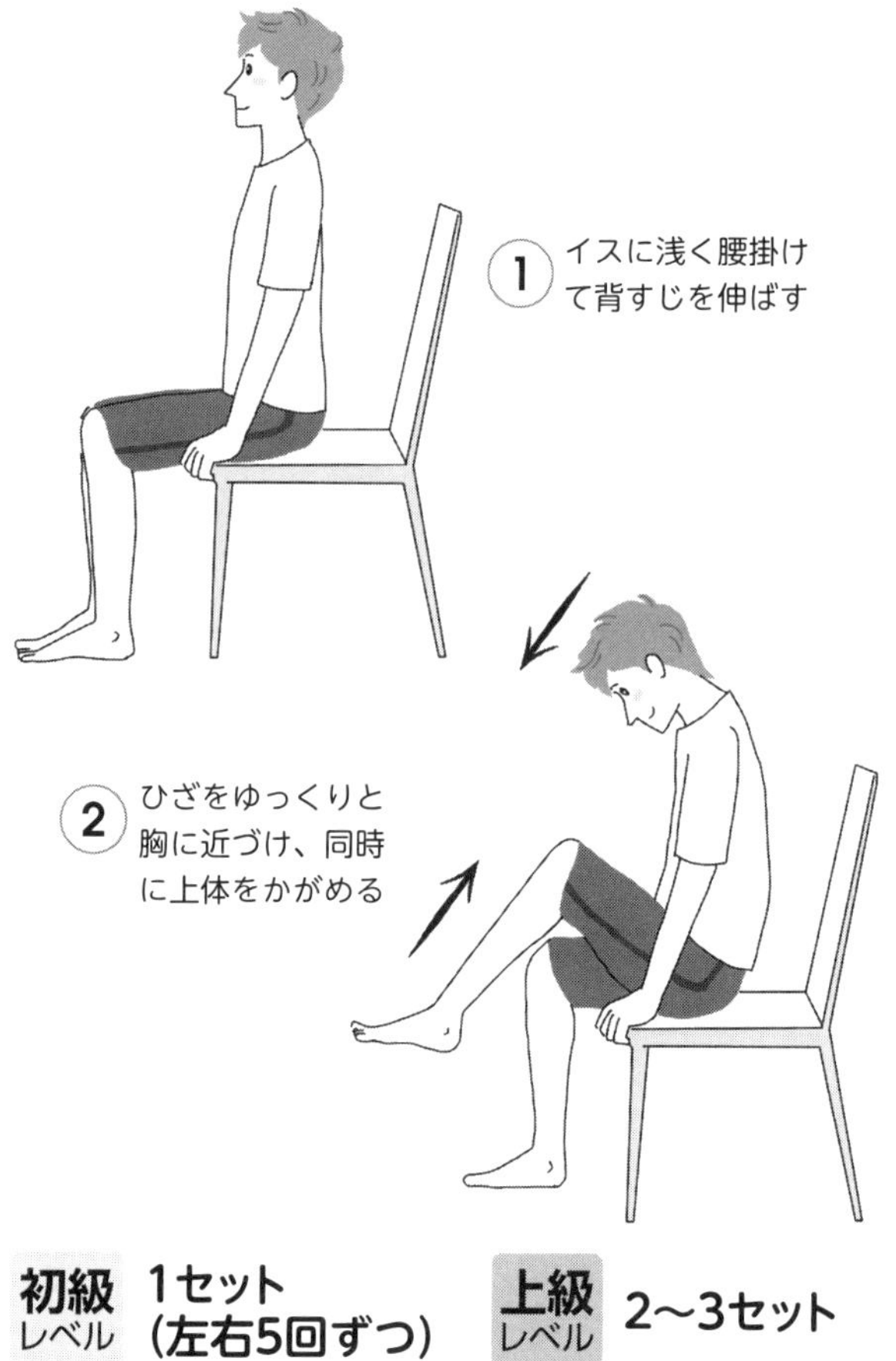

初級レベル 1セット（左右5回ずつ）

上級レベル 2〜3セット

このもも上げは、大腰筋、腹筋などの体のセンターラインの筋肉を鍛えるのにたいへん有効です。これらの筋肉を使って足をしっかり上げ下ろしするのは、すべての運動の基本となる動作。ぜひ、日々のメニューに取り入れてセンターラインの筋肉を鍛え、基本の動作を衰えさせないようにしていきましょう。

筋リハメニュー③ クッション背中起こし

――鍛えられる筋肉：大腰筋・腹筋

③は「クッション背中起こし」です。

次ページのイラストを見て、〝なんだ、腹筋運動か〟と思う方もいらっしゃるかもしれませんが、この「クッション背中起こし」は、いわゆる腹筋運動よりもずっと軽い負担で行なえるように工夫されています。このメニューであれば、「腹筋運動に苦手イメージを持っている方」でも挫折することなく、すんなりと行なうことができるでしょう。

クッション背中起こし

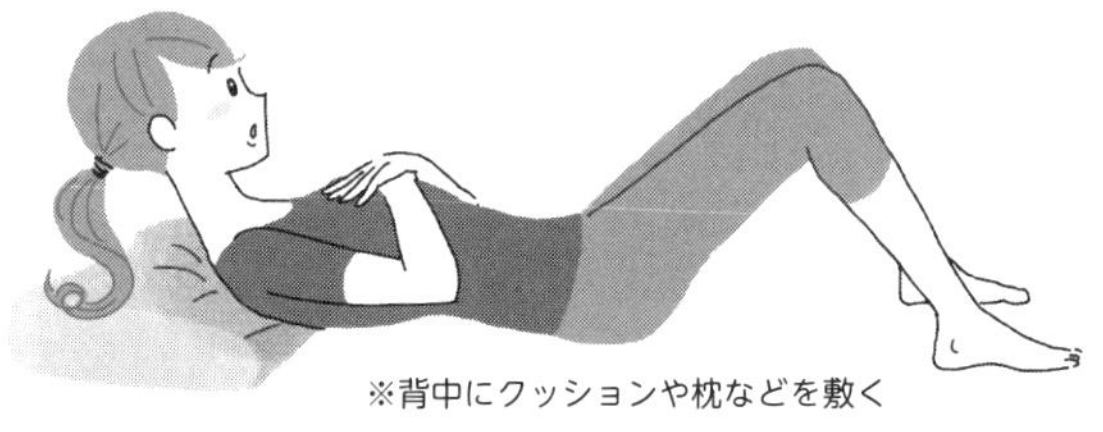

※背中にクッションや枕などを敷く

1 仰向けになり腰幅に足を開いてひざを立てる。手は胸でクロスする

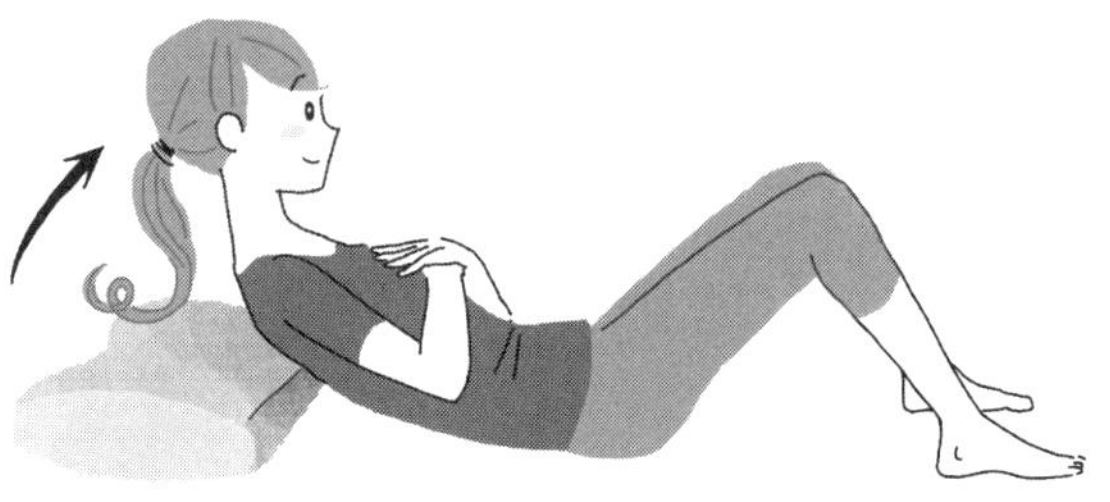

2 ゆっくり背中を起こす

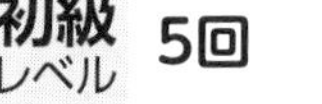

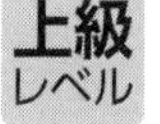

10〜20回

まず、平らな床に仰向けになり、肩から背中にかけての位置にクッションや枕を敷いてください。両足は腰幅に開いてひざを立て、手は胸の位置でクロスさせましょう。次に、息を吐きながらゆっくりと背中を起こしていきます。上体を大きく起こさずとも、上げられる位置まで上げるだけで十分です。おなかの筋肉に力が入るのを意識しながら、背中を起こしていきましょう。そして、ゆっくりと元の姿勢に戻るようにしていってください。

気をつけていただきたいのは、勢いよく反動をつけて行なわないこと。スローモーションのようにゆっくりと背中を上げて、ゆっくりと背中を下げるのを繰り返すようにしましょう。

それと、背中を起こす位置は、あくまで「できるところまで」で構いません。もちろん、トレーニング強度としては上体を大きく起こすほうが高くなるのですが、日頃あまり運動していない人の中には、「背中を少し浮かせるだけでもひと苦労」という場合も少なくありません。ですから、低い位置までしか上がらなくてもOKですので、この運動を長く続けることのほうを重視してください。

たとえ、低い位置までしか上がらなくとも、このメニューをコンスタントに続けていれば、腹筋や大腰筋が着実に鍛えられていきます。もしこれらの筋肉がついてきて、ラクにこのメニューがこなせるようになったなら、そのときは背中のクッションを取りはずし、上体を大きく起こす「強度の高いやり方」にチャレンジすればいいでしょう。

○筋リハメニュー④ 大腰筋ランジ

——鍛えられる筋肉：大腰筋・太ももの筋肉・お尻の筋肉

筋リハメニューの4つめは「大腰筋ランジ」です。ランジというのは、足を踏み出しながら腰を沈めるトレーニングのこと。下半身の筋肉を鍛えるメニューとしては、スクワットとともにポピュラーな方法です。

まず、背すじを伸ばして立ち、両手を頭の後ろで組みます。次に、片方の足を大きく踏み出し、踏み出した側のひざを曲げてゆっくり腰を落としていってください。

ひざの角度が90度くらいになるまで腰を落としたら、ゆっくりと元の姿勢に戻ります。そして、この動きを反対側も同様に行なうようにしてください。

注意点はふたつあります。ひとつは「ひざとつま先は必ず同じ方向に向けて行なうこと」。もうひとつは「踏み出した側のひざ頭がつま先よりも前に出ないように注意すること」です。スクワットの場合と同様、これらを守らないとひざの関節を痛めるリスクが大きくなってしまうのです。

それと、この大腰筋ランジは、筋リハの6種類8パターンのメニューの中では、もっとも強度の高い筋肉運動ですので、高齢の方や下半身が弱っている方は、あまり向いていません。一度行なってみて体がグラつくようであれば、無理をせずに、他のメニューを優先して取り組むことをおすすめします。ただし、継続的に取り組めば、大腰筋、太ももの筋肉、お尻の筋肉などをトータル的に鍛えることが可能です。この筋肉運動が無理なくできる方は、ぜひ日々のメニューに取り入れて下半身強化に役立てていくようにしてください。

大腰筋ランジ

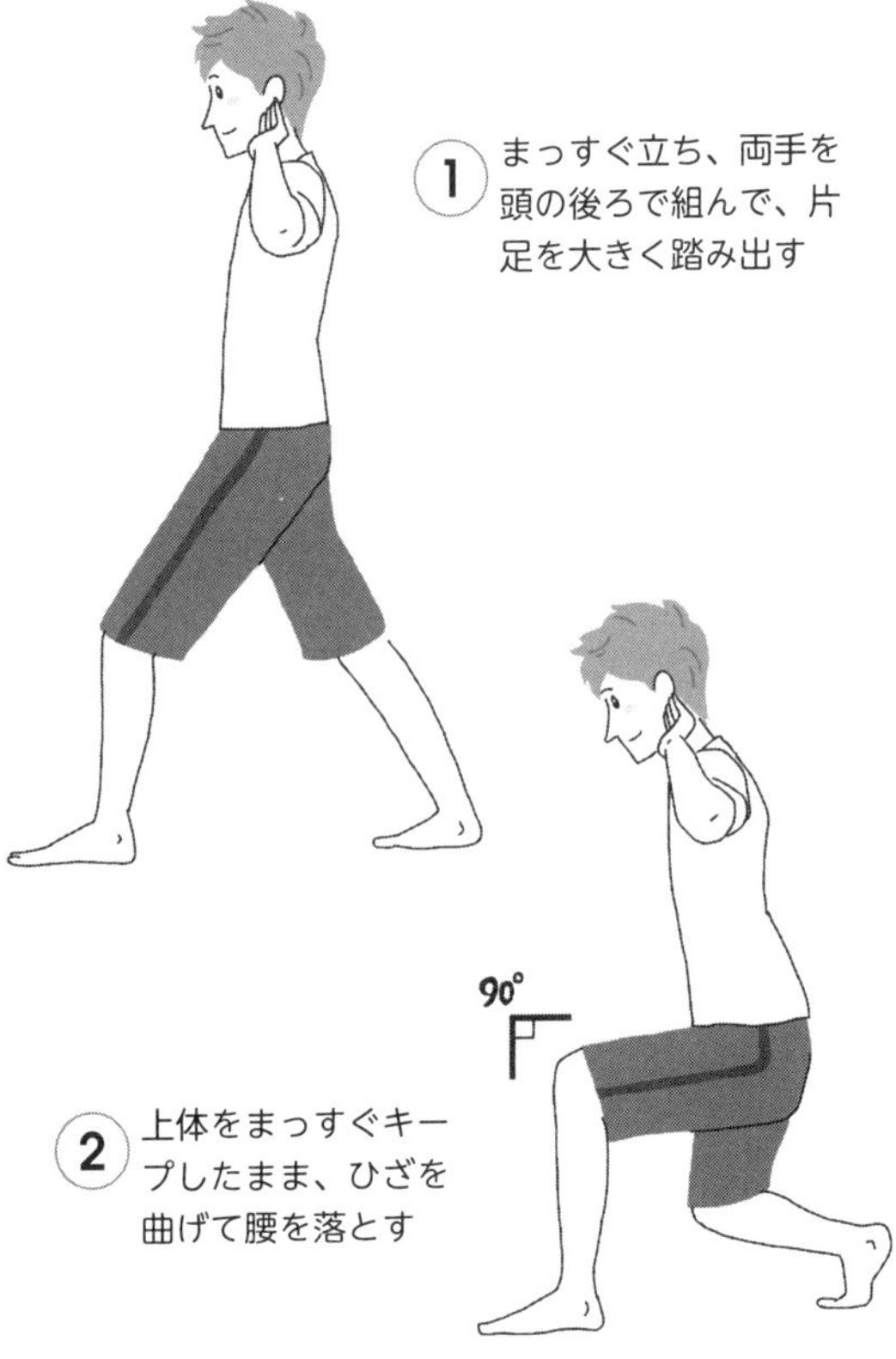

1 まっすぐ立ち、両手を頭の後ろで組んで、片足を大きく踏み出す

2 上体をまっすぐキープしたまま、ひざを曲げて腰を落とす

初級レベル 左右5回ずつ

上級レベル 左右10回ずつ

○筋リハメニュー⑤ 足の左右上げ下ろし

——鍛えられる筋肉：大腰筋・太ももの横側の筋肉・お尻の筋肉

メニュー⑤は「足の左右上げ下ろし」。その名の通り、イスにつかまりながら、片方の足を大きく上げたり下ろしたりする運動です。

まず、イスの横に背すじを伸ばして立ち、片方の手でイスの背をつかみ、もう片方の手を腰に当ててください。次に、手を腰に当てた側の足を真横にゆっくり上げ、上がるところまで上げたら、ゆっくり下げて元の姿勢に戻します。これを5回繰り返しましょう。反対の側も同じように5回、ゆっくりと上げ下ろしをしたら1セット終了です。

行なう際は、上体はまっすぐのままをキープして、足だけを上げ下げするのを意識するといいでしょう。それと、イスはあくまで体を安定させるための「支え」ですので、体重をかけすぎないようにご注意ください。

このメニューでは、大腰筋、太ももの横側の筋肉、お尻の筋肉などが鍛えられま

足の左右上げ下ろし

1 片手でイスにつかまり、まっすぐ立つ
2 足をサイドへゆっくりと上げ下げする

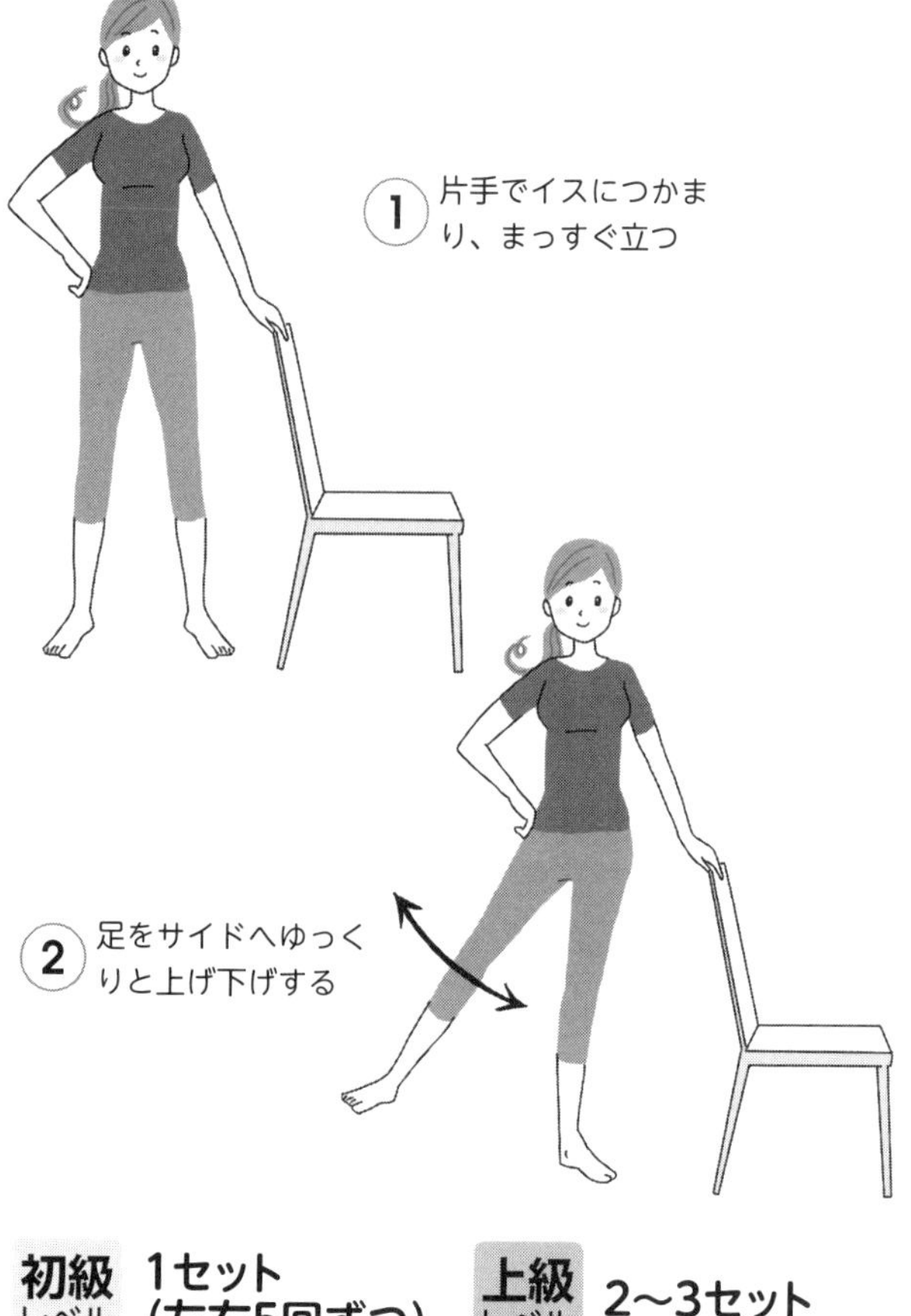

初級レベル 1セット（左右5回ずつ）　**上級レベル** 2〜3セット

す。また、足を上げ下げするときに股関節を回転させることになるので、股関節の動きもよくなることでしょう。

このように真横に足を上げ下げする動作は、普段の生活ではほとんど行なわれることがありません。そのため、下半身のサイドラインの筋肉は比較的衰えやすい傾向があります。だからこそ、意識的に日々のメニューに採用して、下半身のサイドラインを鍛えるようにすることをおすすめします。

筋リハメニュー⑥ 座りながらひざ伸ばし

――鍛えられる筋肉：太ももの前側の筋肉

では、最後のメニュー⑥です。「座りながらひざ伸ばし」を紹介しましょう。

このメニューのやり方はいたって簡単。まず、イスに浅く腰掛けて、背すじを伸ばし、両手はイスの座面をつかみます。次に、片方の足のひざを伸ばしてゆっくりと足を上げていきます。水平にピンと伸ばす位置まで上げたら、ゆっくりと元の位置に戻してください。この動作を左右とも繰り返し行なうのです。

注意すべき点は、イスの背にはもたれかからずに行なうこと。また、慣れてきたら、ひざを伸ばした際に、つま先を顔の方向へ向けるように心がけてください。

みなさんの中には〝単に足を上げ下げしてるだけで、本当に筋肉を鍛えられるの？〟と思う方もいらっしゃるかもしれません。しかし、このメニューをバカにしてはいけません。繰り返しやっていると、結構な労力が必要です。太ももに手を置いて行なうと筋肉がさかんに動いているのが分かると思いますが、このメニューでは太ももの前側の筋肉をたいへん効率よく鍛えることができるのです。

なお、このメニューは、いつでもどこでも気軽にできるのが大きなメリット。会社でヒマなときに机の下で隠れてやっていてもできそうですし、公園のベンチに座って行なうことだって可能でしょう。それに、出張先や旅行先でも、このメニューならめんどうがらずに行なうことができるのではないでしょうか。

ですから、ぜひ、毎日の生活の中に取り入れながら行なうようにしてみてください。日々小まめに行なっていれば、着実に太ももの筋肉が鍛えられ、下半身の動作

座りながらひざ伸ばし

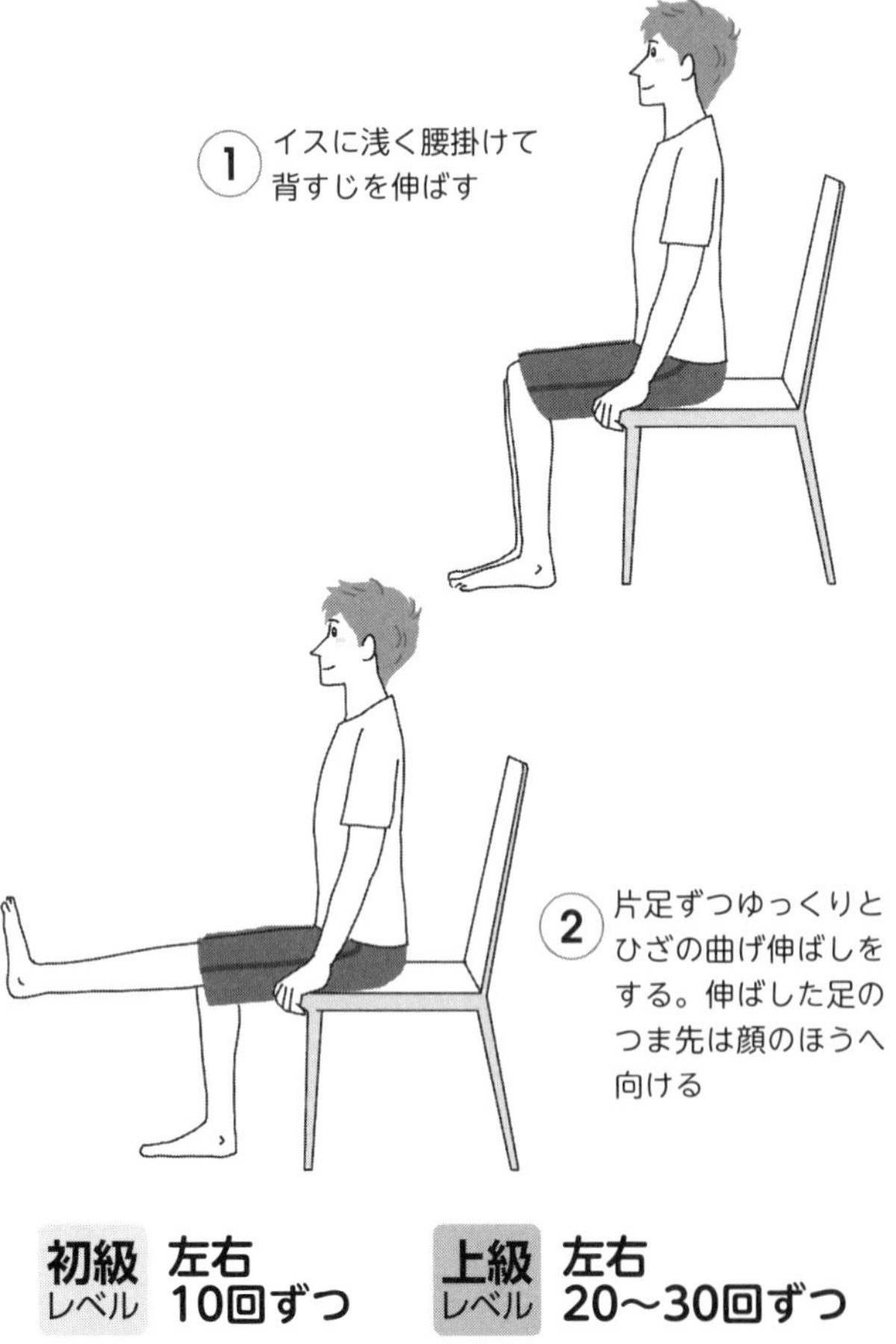

初級レベル 左右10回ずつ　**上級レベル** 左右20〜30回ずつ

を安定させることにつながるはずです。

筋リハを長く安全に続けていくための5つの約束事

6種類8パターンの筋リハメニュー、いかがでしたでしょう。きっと、〝これなら、なんとか続けられそう〟と感じた方が多いのではないでしょうか。

なお、この章の最後に、これから筋リハメニューを実践していただくにあたっての「約束事」を挙げておきましょう。ぜひみなさん、以下の約束事を守りつつ、安全に運動を続けていくようにしてください。

「初級レベル」からチャレンジする

すでにご紹介したように、筋リハのメニューでは、運動量のレベルを「初級」と「上級」に分けてあります。最初チャレンジする際は、「初級レベル」からスタートし、それでもの足りなければ「上級レベル」に進んでいくようにしてください。

ただ、もし「自分には『初級レベル』を続けるのが精一杯だ」と思えば、「初級レベル」をずっと続けていくのでも構いません。

必要な運動量は、その人の年齢や体力、筋力によって変わってきます。決して無理をせずに、自分に合ったレベルで長く筋リハを続けていくようにしましょう。

できるだけ「ゆっくり」行なう

筋リハに限らず、筋肉を収縮させる運動は「ゆっくり行なうほうが効果が上がる」ことが証明されています。スクワットを例にとれば、「ヒンズー・スクワット」のように速く小刻みに腰を上げ下げするのはNG。できるだけスローに腰を上げたり下げたりするほうが、何倍も効果的なのです。ぜひ「できるだけゆっくり」を頭に入れつつ、日々の筋リハメニューを行なうようにしてみてください。

腰やひざの関節に痛みがあるときは行なわない

腰が痛かったりひざが痛かったりするときに無理に筋リハを行なうと、かえって腰やひざの関節を痛めてしまう可能性があります。関節に痛みがあるときは、行なうのは控えるようにしてください。

先にも述べたように、腰痛やひざ痛は筋肉量の低下が大きな原因となっています。だから腰やひざの周囲の筋肉を鍛えることが不可欠なのですが、その鍛錬はあくまで「痛みのないとき」に行なう必要があるのです。整形外科などでしっかり腰やひざを治したうえで行なうか、鍼灸、マッサージなどで痛みを取ったうえで行なうようにするといいでしょう。

持病がある人は医師に相談を

筋リハは高齢の人や病気の人でもできるようにハードルを低く設定しています。ただし、心臓病、高血圧、糖尿病などの持病をお持ちの方は、念のためかかりつけの医師に相談をしたうえで筋リハを行なうようにしてください。

体調が悪いときは無理をしない

気分が優れないときや体調が悪いときは、無理せずに筋リハを休むようにしてください。風邪を引きかけているときに、無理に体を動かして寝込んでしまったりしたら、かえって逆効果というもの。「無理もしすぎず、ラクもしすぎないこと」が、運動を長く続けて健康をキープしていくための秘訣なのです。

第4章

「筋育」「歩育」「食育」で〝いつまでも老いない体〟をつくる!

体をいつまでも衰えさせないための〝3つの柱〟とは？

いつまでも若々しく健康であり続けるためには、筋肉量を減らさないことが不可欠であり、そのためには、日々、筋リハのような筋肉運動を実践していく必要がある――。

ここまでお読みいただいて、これについてはみなさん十分お分かりいただけたのではないかと思います。

ただ、じつは、体力や若さ、健康をいつまでも維持していくには、筋リハの他にも実践していただきたいことがあるのです。

私は、たまに講演などに呼ばれると、よく「年をとっても心身を衰えさせずに、体力、若さ、健康をキープしていくには、〝3つの柱〟をしっかりさせることが重要です」と話しています。

それが次の3つです。

①筋肉運動（筋リハ）

②有酸素運動（ウォーキングなど）

③バランスのとれた食事

すなわち、筋リハだけではなく、日々ウォーキングなどの有酸素運動を行ない、バランスのとれた食事を習慣にして、これら〝3本柱〟をしっかりと生活の中で実践していくことが必要なのです。

なお、私は、筋リハを行なって筋肉を育てていくことを「筋育」、ウォーキングを行なって日々歩数を重ねていくことを「歩育」、バランスのとれた食事でしっかり栄養を摂る習慣を「食育」と呼んでいます。

つまり、これら〝3つの柱〟を育てて、太く頑丈な柱にしていくことによってこそ、〝いつまでも衰えない体〟〝いつまでも健康で若々しい体〟をつくっていくことができるようになるのです。

この章では、「筋育＝筋肉運動」「歩育＝ウォーキング」「食育＝バランスのとれた食事」という〝3つの柱〟をどのように育てていけばいいかについて、くわしくご説明していくことにしましょう。

ぜひみなさん、筋リハだけでなく、ウォーキングや食事にも力を注ぎ、〝3つの柱〟を太く頑丈にすることによって、トータル的に体をよみがえらせていってください。

年々減少する筋肉のほとんどは「速筋」だった

まずは、「どうして筋肉運動と有酸素運動の両方をやる必要があるのか」という点からご説明しましょう。

ただ、これについてご理解いただくには、筋肉のタイプと運動との関係性について、基本的なことを踏まえておいていただく必要があります。

みなさんご存じかもしれませんが、わたしたちの筋肉は、「速筋」と「遅筋」というふたつのタイプで構成されています。その名の通り、**速筋は瞬発的に大きな力**

を生み出すための筋肉であり、一方の遅筋は長い時間持続的な力を発揮するための筋肉です。

日本人の場合は、速筋と遅筋の割合はだいたい1対1であり、100本の筋肉繊維があるとするなら、だいたい速筋と遅筋が50本／50本くらいが普通です。ただ、人によって多少の偏りはあります。簡単に言えば、子供の頃、短距離走が速くていつもリレーの選手に選ばれていたような人は速筋が多め。陸上短距離選手の中には速筋／遅筋の割合が70／30、80／20くらいの人もいます。一方、長距離走などの持久力に自信があった人は遅筋が多めだと思っていいでしょう。マラソン選手の中には30／70、20／80くらいの割合の人もいます。

速筋と遅筋、ふたつのタイプの筋肉繊維は、それぞれがモザイク状に入り混じるようなかたちでひとつの太い筋肉の束を構成しています。ただ、入り混じってはいても、それぞれの筋肉は、そのときそのときの運動や動作によってかなり明確に使い分けられています。

すなわち、速く走ったり重いものを持ち上げたりといった瞬発力が必要なときは速筋だけが使われて、遅筋のほうは出番なし。反対に、長い時間を歩いたり生活に必要な軽い動作を行なったりするときは遅筋だけが使われて、速筋のほうはほとんど出番なし。このように運動や動作のシチュエーションによって、どっちが使われるかの役割分担がきっちり決まっているわけです。

そして、じつは、**加齢によって年々減少していく筋肉量の大部分は速筋で占められているのです。**

筋肉には速筋から選択的に衰えていくという性質があって、中年を過ぎたあたりから年1％、10年で10％のペースで減っていく筋肉も、ほとんどが速筋と言われています。このため、筋肉量の減少が目立ってくると、筋肉の中の速筋の割合が低下して、とっさに身をかわしたり、素早い動きをしたりといった瞬発的な動きができなくなっていくわけです。

また、速筋が衰えやすいのは、わたしたちの日常生活において〝速筋を使うような動き〟をする機会が少ないせいもあります。普段の生活を振り返ってみれば分かると思いますが、短距離をダッシュしたり重いものを持ち上げたりして、瞬発的に筋肉を使う機会はほとんどありませんよね。つまり、普段からそういった「筋肉（速筋）を使う運動」を行なっていないと、日々じわじわと速筋が失われ、筋肉量が減っていってしまうのです。

なお「ウォーキングやジョギングをがんばっているから、わたしは大丈夫」と思っている人もいらっしゃるかもしれませんが、残念ながら**ウォーキングやジョギングでは筋肉量減少にストップをかけることはできません。**

先ほど申し上げたように、速筋と遅筋の役割分担はかなりはっきりしていて、ウォーキングやジョギングなどの持久運動を行なっているときは、遅筋しか使われません。何キロ走っても何時間歩いても、使われるのは遅筋ばかりで、速筋はまるっきり出番なし。そしてこの遅筋は、速筋とは違って、鍛えてもほとんど太くならない筋肉なのです。ですから、ウォーキングやジョギングでは、速筋の減少を食い止めることはできませんし、全体的な筋肉量減少に歯止めをかけることもできないというわけです。

では、筋肉量を減らさないためにはどうすればいいのでしょうか。

速筋は、速筋を使う運動を行なうことでしか太くなりません。ですから、速筋を減らさないためには、筋リハなどの筋肉運動を習慣にして、普段からしっかり速筋を使うようにしていくべきなのです。つまり、日々筋肉に瞬発的な負荷をかける運動を行なって速筋繊維を太くしていってこそ、わたしたちは筋肉量の減少に歯止めをかけることができるということになります。

◯エッ！「筋肉が脂肪に変わる」は本当だった⁉

ここで、ちょっと怖い話をご紹介しましょう。

みなさんは、同窓会などで久々に友人に会ったとき、友人のでっぷりとしたおなかを見て「どうしたの？　そんなに太っちゃって。昔は筋肉だったのが全部脂肪に変わっちゃったんじゃないの？」なんていう冗談を言って笑ったことはありませんか？

しかしこれ、あながち冗談ではないことが、近年明らかになりました。なんと、**「加齢によって消滅した筋肉細胞は、脂肪細胞に変わる」という研究が報告されている**のです。

年々減少していく速筋の末路がどうなるのかについては、以前から論議されていて、「速筋の筋細胞が自然に死滅してしまうのではないか」とか「速筋の筋細胞が遅筋の筋細胞に変わるのではないか」などと言われてきました。ところが、最近になって「速筋の筋細胞が細くなってくると、その筋細胞が脂肪細胞に変わる」ということが分かったのです。

これには、細胞の遺伝子が関係しています。その研究報告によれば、筋細胞遺伝子と脂肪細胞遺伝子では、遺伝子のある部分が同じ出自になっていて、そのせいで速筋の筋細胞が衰えてくると、ある時点から脂肪細胞へと変化するメカニズムが働くのだそうです。遺伝子情報が発現するかしないかには「ON／OFF」のスイッチがあるのですが、速筋があまりに衰えてくると「筋細胞として生きていく遺伝子」がOFFになり、その代わりに「脂肪細胞として生きていく遺伝子」のスイッチがONになるというわけです。

前にも述べたように、筋肉内では速筋繊維と遅筋繊維がモザイク状に入り混じっているのですが、そのうちの速筋繊維がだんだん細くなり、消滅間近になると、その遺伝子のスイッチが入って速筋の筋細胞が脂肪細胞に変わるわけです。すると、どのような状態になると思いますか？　それまで速筋繊維だった部分が脂肪に変わると、**遅筋繊維に囲まれてあちらこちらに脂肪が入り込んでいるような状態になり、言わば〝霜降り肉〟のような状態になっていく**のです。

ですから、年とともに筋肉量が減っているのに、何の対策も講じずにいると、いずれ「速筋↓脂肪細胞」の変化が進んで、筋肉の霜降り状態が進んでしまいかねないわけです。〝霜降り〟はあくまで喩えですが、「自分の筋肉にも霜降り肉のようにたくさんの〝サシ〟が入っているんじゃないか」と想像すると、なんだか怖くなってきませんか？

なお、速筋繊維が消滅しかねないほど細くなるのは、60代以降か、早くても50

年齢によって選択的に萎縮していく速筋

速筋繊維
遅筋繊維

39歳

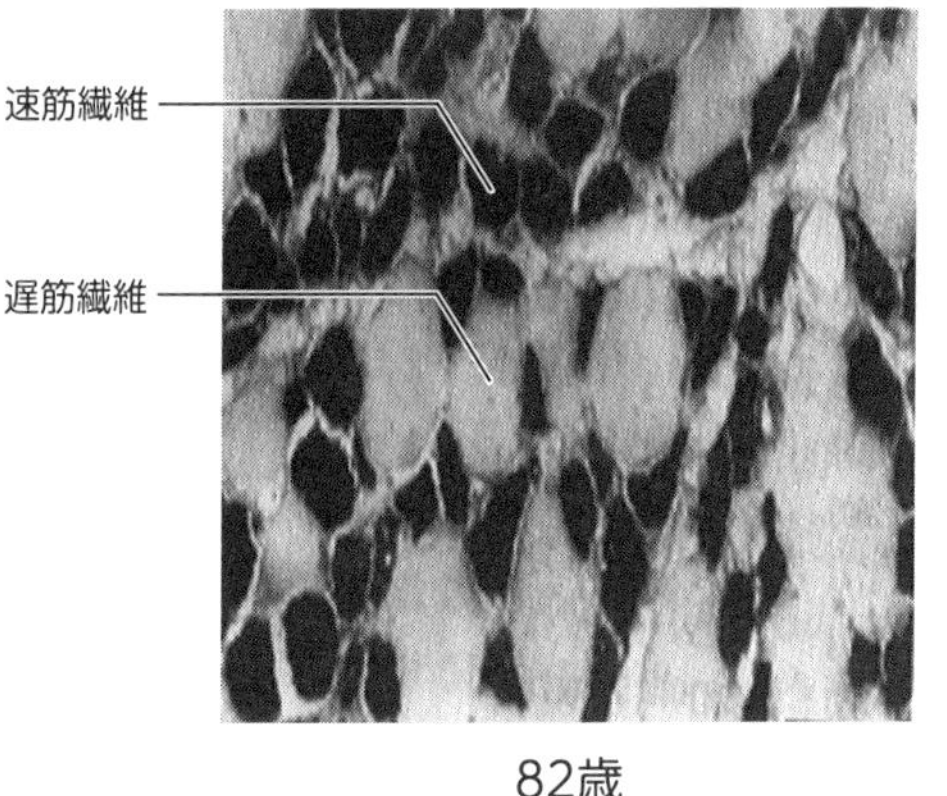

82歳

代半ばくらいです。ですから、その年代以降の方は、なるべく筋肉運動で速筋を鍛え、〝筋肉の霜降り化〟を防いでいかなくてはなりません。また、30代、40代の方も、将来の〝霜降り化〟を防ぐために、なるべく早い段階から速筋を鍛えていったほうがいいということになりますね。

それと、もうひとつご注意しておくと、**「昔はかけっこが得意な短距離ランナータイプだったんだけど、社会に出てからは忙しくてろくに運動をしていない」という方は、より〝霜降り化リスク〟が高い**ということを覚えておいたほうがいいでしょう。

先ほど申し上げたように、速筋／遅筋の割合には多少の個人差があり、短距離ランナータイプの人は多くの速筋を持っています。そういうタイプの人が長年にわたって運動不足を続けていると、よりたくさんの量の速筋が減っていく傾向があるのです。

心当たりのある方は、「自分は霜降り化のリスクが高いんだ」と心得て、早いうちから筋リハをがんばり、速筋繊維を衰えさせないようにしましょう。逆に言えばこのタイプの方は、速筋を鍛える筋肉運動さえちゃんと行なっていれば、〝速筋がつきやすいタイプ〟でもあります。筋肉量が落ちやすいということは、それだけ回復させやすいということでもあるわけです。

毛細血管が増えると、筋肉という工場のエネルギー生産効率がアップする

さて、速筋が年とともに減りやすいということはお分かりいただけたと思いますが、一方の遅筋はどうなのでしょう。遅筋は鍛えてもほとんど太くならないということは先に述べましたが、減少率のほうはどうなのでしょうか。

答えを言ってしまうと、遅筋も減ることは減ります。

ただ、**ごっそりと減ってしまいかねない速筋に比べれば、遅筋の減る量は微々たるものであり、その影響も格段に少ないのです。**ですから、遅筋の減少量に関しては、そんなに気にしなくてもいいでしょう。

そう聞くと、なかには疑問をお持ちの方もいらっしゃるかもしれません。きっとそれは「遅筋が減るのを心配する必要がないんだったら、わざわざ遅筋を刺激するウォーキングなどの運動をしなくてもいいんじゃないか」という疑問なのではないでしょうか。

遅筋を刺激する運動（ウォーキングなどの有酸素運動）が必要な理由は何なのか。じつはこれには、筋肉量キープではなく、まったく別の目的があるのです。

それは、「毛細血管を増やすこと」です。

みなさんは、**ウォーキングなどの有酸素運動を行なうと筋肉内の毛細血管が増えること**をご存じでしたか？

何も運動をしていない人の場合、毛細血管は1個の筋細胞にせいぜい2本か3本しかついていません。ところが、ウォーキングなどの有酸素運動を1～2週間行なうと、筋細胞の毛細血管が一気に倍くらいに増えるのです。毛細血管は筋肉組織に酸素や栄養を送る輸送パイプラインのような存在。すなわち、毛細血管というパイプラインが増えることによって、新鮮な酸素や栄養がふんだんに筋肉に供給されるようになるというわけですね。

さらに、こうして筋肉組織にふんだんに酸素が供給されるようになると、筋肉によるエネルギー生産効率が大きく高まるのです。

前にもご説明しましたが、わたしたちの筋肉は、生きるための活力エネルギーを生み出している工場のような器官です。

この工場におけるエネルギーの生産方式には大きくふたつのやり方があって、瞬時に筋肉を収縮させる無酸素運動のときには糖を原料にエネルギーを生み出し、持久的に筋肉を使用する有酸素運動のときには酸素を原料にエネルギーを生み出しています。

この違いについて簡単に説明しておきましょう。

無酸素運動のときは瞬間的に大きな力を出すため、酸素を取り込んでいる時間がありません。このため、筋肉内にストックされている糖を〝間に合わせ〟の原料にしてエネルギーを生み出しています。つまり、その場の間に合わせのエネルギーで体を動かしているから、短時間しか力が持たないわけです。

一方、有酸素運動は持久力を発揮する運動ですから、酸素を取り込む時間が十分にあります。このため、毛細血管というパイプラインを通して工場（筋肉）へ酸素を供給しつつ、その酸素を原料にしてエネルギーを生み出していくことができる。つまり、次々に酸素を取り込み、次々にエネルギーを生み出しながら、長い時間体を動かしていけることになります。

そして、ウォーキングなどの有酸素運動を行ない、遅筋を刺激していると、毛細血管という輸送パイプラインが増え、筋肉という工場へよりスムーズに酸素を送れるようになって、活動したり運動したりするためのエネルギーをより効率的に生産できるようになるわけです。

○パイプラインが増えると、体が軽くなって疲れにくくなってくる

ところでみなさん、このように筋肉という工場でのエネルギー生産がさかんになると、体にどんな変化が現われると思いますか？

じつは、体力や持久力がつき、息切れをしにくくなったり、疲れが回復しやすくなったり、体が軽く感じられるようになったりという、うれしい変化が徐々に現われてきます。毛細血管が増えて酸素が工場へどんどん供給されるため、効率よくエネルギーが生産されて、体を全体に調子よく運営できるようになるわけですね。

それに、筋肉の毛細血管が増えると、末梢に血流が行き渡るようになるので、冷えやむくみが解消したり、肌の色ツヤがよくなってきたりといった効果も現われてくるでしょう。エネルギー生産が活発になると代謝もよくなってくるので、ダイエットにも好影響が現われるかもしれません。

しかも、ウォーキングなどの有酸素運動を継続していると、毛細血管の増加以外にも数多くの健康効果がもたらされます。

よく知られているように、ウォーキングには、肥満解消、心肺機能アップ、血圧の安定、血糖値低下、ストレス解消などのさまざまな効果が見込めるわけですが、中でも重要なのは、動脈を柔らかくして動脈硬化を防ぐ効果が期待できる点です。

血流量や酸素供給量が増すことで**血管の柔軟性や弾力性がよみがえり、脳や心臓な**

どの動脈を健康な状態へ戻すことが可能になるわけです。

こんなにも盛りだくさんの健康効果が期待できるのであれば、ウォーキングなどの有酸素運動をやらない手はありませんよね。近年はウォーキングやジョギングを愛好する人がうなぎのぼりに増えてきているようですが、増えている理由はやはり、数々の健康効果によって体の調子がよくなるのを実感している人が多いからなのでしょう。

○人の体はふたつの運動を行なってこそ調子よく回るようにできている

有酸素運動の効果についてはご理解いただけたと思いますが、ここでちょっと考えてみてください。

みなさんが日々ウォーキングを行なって毛細血管を増やしたとしましょう。そうすれば、パイプラインが増えて、筋肉という工場に酸素という原料が行き届きやすくなります。

でも、その工場の規模が年々小さくなっていったとしたら、どうなると思いますか？　そう。いくらパイプラインが増えても、肝心の工場が縮小されていたら、思うようにエネルギーを生産することができませんよね。

筋肉という工場は、1年1％、10年10％の割合で年々減り続けています。何も対策をしていなければ速筋はじわじわと落ちていくので、年々工場の規模が小さくなっていってしまいます。筋肉という工場が小さくなってしまっては、いくら毛細血管というパイプラインを増やしたとしても、十分なエネルギーを生み出せない状態になってしまうことでしょう。

つまり、これこそが「筋肉運動」と「ウォーキングなどの有酸素運動」を両方ともやらなくてはならない理由なのです。

要するに、筋リハなどの筋肉運動で速筋を鍛え、工場の規模を減らさないようにする。なおかつ、ウォーキングなどの有酸素運動で毛細血管を増やし、工場のパイプラインを多くして効率よくエネルギーを生産できるようにするという、この両方の運動を行なってこそ、工場生産ラインがよりよく稼働して、筋肉の力を最大に引き出すことができるというわけです。

なお、このふたつの運動を両方とも行なっていると、工場内の生産システムが自動的に最適化することも分かっています。

筋細胞には「ミトコンドリア」という燃焼器官があるのですが、普段から筋肉運動を行なっていると、有酸素運動によって増えた毛細血管にミトコンドリアが自然に近寄ってくるようになるのです。これは、言ってみれば、ミトコンドリアという燃焼炉が輸送パイプラインのすぐ隣に引っ越してくるようなもの。これにより、酸素をすぐに燃焼炉に入れたり、燃焼炉からすぐにエネルギーを取り出したりできるようになり、生産ラインがグッと短縮化するのです。そして、こうした工場内システムの最適化によって、よりいっそう効率よくエネルギーを生産できるようになるというわけですね。

こうしたメカニズムからもわかるように、わたしたちの体のシステムは、「筋肉運動」と「ウォーキングなどの有酸素運動」の両方を行なうことによってこそ、うまく稼動するようにできているのです。

とにかく、「筋肉を鍛えるだけ」「歩いたり走ったりするだけ」というように、どちらか片方だけをやっているのでは不十分。体力をつけるにしても、若さや健康を取り戻すにしても、両方を並行してやらなくては十分な効果を上げることができません。

ですからみなさんも、これからはふたつの運動をセットにして行なうようにしてください。わたしたちが体を健やかに維持・運営していくには、これら両方を継続して行なっていく姿勢が必要不可欠なのです。

○「1日8000歩」「1週間で5万6000歩」を目標にする

では、こうしたふたつの運動を日々の生活の中でどのように行なっていけばいいのでしょうか。「筋肉運動」についてはすでに第3章でご紹介しましたので、ここからしばらくは「ウォーキングなどの有酸素運動」についてのノウハウを具体的に紹介していくことにしましょう。

もっともこの本では、有酸素運動に関してはウォーキングを行なうのを前提として述べていくことにします。

みなさんご存じのように、有酸素運動には、ウォーキング以外にも、ジョギング、水泳、水中ウォーク、サイクリング、エアロビクスなどさまざまな運動があり、もちろんこれらの運動をやっていただくのでも構いません。

ただ、やはりウォーキングは誰にでも手軽に取り組むことができるポピュラーな運動です。おそらく、**「生活の延長線上で簡単に行なうことができ、長く続けることができて、しかも健康効果が高い」という点で観たら、ウォーキングの右に出る運動は**ないでしょう。ですから、ここでは有酸素運動の代表選手をウォーキングに務めてもらい、「どんなウォーキングをどれくらい行なえばいいのか」を説明していくことにします。

さっそくですが、ウォーキングに関してみなさんがいちばん知りたいのは、やはり「いったいどれくらいの歩数を歩くのがいいのか」という点なのではないでしょうか。

これについては、多くの科学的エビデンスによって、「健康効果を引き出すために必要な歩数は、1日8000歩〜1万歩」と決まっています。

ただ、筋リハのところでも述べたように、私は運動量に関しては、「効果が現われる最低限の運動量で構わないから、それを長く続けて大きな効果を引き出していくほうがいい」という考えを持っています。ウォーキングの場合、「健康効果が現われる最低限の量」は8000歩なので、「1日8000歩」を目標に掲げるのが適切でしょう。

みなさんは、この「8000歩」という歩数を多く感じるでしょうか、少なく感じるでしょうか。きっと、営業の仕事など、普段から歩くことが多い仕事の人は、1日8000歩くらい、軽くクリアしてしまうことでしょう。一方、仕事がデスクワークで通勤の行き帰りくらいしかまともに歩いていない人は、プラスアルファで歩く時間を設けないと、なかなか8000歩には届かないかもしれませんね。

しかし、あれこれ忙しくて8000歩に届かない日があったとしても決して悲観することはありません。

なぜなら、いまの科学では、**ウォーキングに関しては〝歩きだめが可能〟**ということが常識になっているから。要するに、たとえ8000歩に届かない日があったとしても、他の日にたくさん歩いて埋め合わせをし、1週間程度のスパンで帳尻を合わせていけばいいのです。

すなわち、日によって歩く歩数に多少のでこぼこがあったとしても、1週間トータルで5万6000歩（1日8000歩×7日＝5万6000歩）をクリアすればOKなのです。

たとえば、1日に4000歩しか歩けない日があったとしても、その翌日にがんばって1万2000歩を歩けば、「8000＋4000」で前の日の不足分を埋め合わせられます。また、体調がいい日や時間のある日にたくさん歩いて1万5000歩くらいの〝歩きだめ〟をしておけば、その週はだいぶ貯金があるから、多少歩くのをサボっても大丈夫ということになります。

このように、1日1日、歩数のプラス・マイナスを調整しながら、1週間トータルで5万6000歩をクリアしていけばいいわけです。これなら、「週末天気が崩れそうなときには前もって〝歩きだめ〟をしておく」とか、「週の前半は仕事が忙しいから、週の後半にたくさん歩いて挽回する」といった帳尻合わせの作戦をとることも可能となります。

それと、みなさんお気づきと思いますが、この「1週間5万6000歩帳尻合わせ」のウォーキングをするためには、日々歩数計を携帯していなければなりません。最近は、さまざまなタイプの歩数計が市販されていて、1週間トータルの歩数が表示されるようになっているものも発売されています。

ぜひ、そうしたウォーキングギアを有効に活用しつつ、うまく帳尻合わせをしながら、「1日8000歩、1週間で5万6000歩」の目標歩数をクリアしていってください。

ウォーキングは〝足し算〟。チリツモで歩数を稼いでいこう

次は、日々どのような歩き方をすればいいのかという点についてです。

私はこれに関しては、通勤や通学で歩く歩数はもちろん、仕事や用事でほんの少し移動するときの歩数も、ATMにお金を下ろしに行ったりスーパーに買い物に行ったりするときの歩数も、すべて〝1日の歩数に組み入れて〟考えるべきだと思っています。きっと、1日中歩数計を身につけておいて（お風呂に入るときと寝るときは除く）、活動時間の歩数すべてをカウントしていけば、1日トータルで結構な歩数が稼げるのではないでしょうか。

つまり、**ウォーキングは〝足し算〟であり、日常の小さな歩数をどんどん積み重ねていくことが大事**なのです。仕事や家事で忙しいと、そうそうまとまった時間を歩くことも難しいでしょうから、トイレに行ったときの歩数も、近所のコンビニに行ったときの歩数もすべてカウントに入れて、「チリもツモれば山となる」の要領で歩数を伸ばしていってください。

おそらく、1日中ずっと歩数計を身につけていると、「今日はまだ8000歩に少し足りないな」とか「今週は5万6000歩まであともう少しだな」というように、自分の日々の歩数が把握できるようになることでしょう。

そういうときは、〝もうひとがんばり〟をするチャンスです。通勤帰りにバス停をひとつ分歩いてみたり、いつもは自転車で行くスーパーに歩いて行ってみたりして、〝もうひと歩き〟をして歩数を伸ばすことをおすすめします。そして、そんな「もうひとがんばり」を重ねつつ、歩数を積み重ねていけば、「1日8000歩、1週間で5万6000歩」の目標は、わりとすんなりクリアできるのではないでしょうか。

ぜひみなさん、歩数計を身につけて1週間生活をして、自分のトータル歩数がどれくらいになるのかをチェックしてみてください。そうすると、自分の普段の歩数と目標歩数とに、どれだけ開きがあるのかが分かります。さらに、「1日8000歩、1週間で5万6000歩」という目標をクリアするためには、生活のどういう場面で歩数を増やせばいいのかが、だんだん見えてくるはずです。そのうえで不足分の歩数を埋め合わせられるように、〝歩く工夫〟をしていけばいいのではないでしょうか。

○「20分ウォーキング神話」にとらわれてはいけない

なお、ウォーキングには「20分神話」というものがあります。これは「20分以上まとめて歩かないと、体の脂肪が燃焼しない」「20分以上まとまった時間を歩かないと健康効果は期待できない」といったもの。ひと昔前にこういった説がまことしやかに流布していたんですね。

しかし、これらの「20分神話」はいまの科学では完全に否定されています。数々の研究によって、ウォーキングは〝こま切れ〟の積み重ねでも十分に健康効果を発揮するということが分かっているのです。**脂肪燃焼に関しても、歩き始めた瞬間から燃焼がスタートする**ことが明らかになっています。ですから、みなさんはこうした「神話」にとらわれることなく、普段の生活の中でチリツモの歩数を積み重ねていってください。

もっとも、もしまとまった時間を歩くことができるのであれば、10分、20分、30分といった長い時間の〝まとめ歩き〟をしていただいても構いません。数あるウォーキングの研究の中には、「1日8000歩の中に、できれば10分以上の連続したウォーキングが入っているほうがいい」というエビデンスもあります。そのほうがより、動脈を柔らかくしたり血流をよくしたりする作用が働きやすいと報告されているのです。

ただ、「10分以上まとめて歩かなきゃいけない」と考えてしまうと、毎日10分以上のウォーキング時間をつくらねばならず、その時間をどうやってやりくりしようかという話になってしまいます。そうすると、たとえ10分であったにしても、その時間を捻出するのが、徐々に億劫になってしまうでしょう。ですから、〝10分以上〟にはあまりこだわらずに、あくまで「時間があるときは、ちょっと長めに〝まとめ歩き〟をしてみようか」というくらいのスタンスで取り組んでいけばいいと思います。

とにかく、**いちばん大事なのは、ウォーキングを毎日の生活の中に取り込んで、長く続けていくという姿勢です。**

〝歩く〟という行為は、どんなに年をとったとしても衰えさせたくない身体動作のひとつ。この身体動作を80歳や90歳の高齢になっても、問題なく行なえる身体を維持するには、やはり毎日の生活の延長線上でできるだけ小まめに歩くように習慣づけていくのがいちばんいいのです。ぜひみなさん、このことを肝に銘じて、日々の生活の中で小まめに歩くように心がけていきましょう。

お昼はちょっと遠めの店にランチを食べに行くのがおすすめ

それと、ウォーキングを実践するにあたって、いくつか注意点やアドバイスを挙げておきましょう。

先の「20分神話」ではありませんが、ウォーキングをしている人の中には間違った情報を鵜呑み(うの)にしたまま実践している人も少なくありません。ぜひ、正しい知識で歩いて、ウォーキングの健康効果をできるだけ引き出していきましょう。

ウォーキングでは筋肉は鍛えられないことを肝に銘じる

先ほども述べたように、ウォーキングなどの有酸素運動では、遅筋のみが使われて、速筋はほとんど使われません。ですから、ウォーキングでは筋肉量をキープしたり、増やしたりする効果はまったく期待できないのです。

ウォーキングをしている人の中には、「少しくらいは筋肉にも効果があるだろう」と思って歩いている人も多いようですが、それは幻想です。そういう幻想にとらわれていると、（ウォーキングを信じるあまり）年とともにみすみす筋肉を減らしてしまうことにもなりかねません。十分に注意してください。

「インターバル速歩」の〝筋トレ効果〟では弱すぎる

ウォーキング中に数分ごとに「速歩き」と「ゆっくり歩き」を繰り返す、「インターバル速歩」というものがあります。そして、この歩き方には多少速筋を刺激する効果があることが分かっています。ただし、筋トレや筋リハなどの筋肉運動に比べると、インターバル速歩の刺激は非常に弱いのです。ウォーキングでインターバル速歩をするのは構いませんが、「筋肉量キープ」「筋肉量アップ」を目的としているのであれば、やはりちゃんと筋肉運動を行なうことをおすすめします。

食事の後はなるべく歩くように心がける

食事を摂った後にウォーキングをすると、食後血糖値の上昇を抑えて血糖値を安定させる効果が得られます。そして、この効果は少し歩くように習慣づけるだけで、けっこう大きな改善に結びつくことが分かっています。

ですから、お昼であれば、ちょっと遠めの店にランチを食べに行くのがおすすめ。行き帰りとも歩けば、歩数も稼げて血糖値の安定にもつながります。逆に、お弁当だと歩く機会が失われてしまうことに……。こういった〝ちょっとした習慣〟も日日積み重なれば、ゆくゆく大きな影響を与えるものなのです。

フォームはそんなに気にしなくていい

ウォーキングの教科書のような本を開くと、歩くフォームについての注意がいろいろと書かれています。しかし、私のすすめる「チリツモ・ウォーク」は、日常生活の延長で歩くことを前提としています。通勤中のスーツ姿や買い物途中の普段着のままでL字に構えた手を振って大股で歩いていたら、周りの人からヘンな目で見られてしまうかもしれません。

ですから、フォームに関してはそんなに気にしなくていいと思います。強いて言えば、背すじをピンと伸ばした姿勢で歩くようにしてください。それと、通勤や買い物で重いカバンや買い物袋を手から下げて歩いていると、体の重心バランスが崩れて腰やひざを痛めやすくなります。なるべく荷物を軽くするか、あるいはリュックサックタイプのカバンに荷物を入れて、背負って歩くようにしましょう。

履きやすいシューズを選ぶ

シューズは、できるかぎり履きやすいものを選んでください。ソールに適度な厚みがあり、フィット感やホールド感に優れ、クッション性が高いものを選ぶとよいでしょう。ウォーキングシューズやスニーカー、それに最近はビジネスシューズ風のウォーキングシューズや女性向けのおしゃれなウォーキングシューズもたくさん売られています。そうしたシューズの中から自分の足に合ったものを選んでみてください。

張り切って「歩きすぎる」のもよくない

ウォーキングが楽しくなってくると、「1日8000歩、1週間5万6000歩」ではもの足りなくなってくる場合もあります。その場合は、まずは「1日9000歩、1週間6万3000歩」、次に「1日1万歩、1週間7万歩」というように、段階的に目標をグレードアップしていくといいでしょう。

ただし、1日に2万歩や3万歩も歩くのは、歩きすぎです。ウォーキングは、歩けば歩くほど多くの効果を得られるとはかぎりません。それに、あまり張り切って歩きすぎてしまうと、足腰の関節を痛めるなど、かえってマイナスを背負い込んでしまう場合もあります。そのあたりは十分に注意して、日々コンスタントに適切な歩数を歩くようにしましょう。

○食事は当たり前のことを当たり前に守っていくことが大事

ここまで、〝3本柱〟のうちのふたつ、「筋肉運動」と「ウォーキング」などの有酸素運動」についても述べてきました。もうひとつの柱である「バランスのとれた食事」についてもざっと述べておくことにしましょう。

ただ、食事に関して実践していただきたいことは、おそらくみなさんがよく知っていることばかりかもしれません。

すなわち、**1日3食、栄養バランスのとれた食事を摂るという〝食事の基本〟をしっかり守る**ことが大切なのです。炭水化物、たんぱく質、脂質の三大栄養素を中心として、ビタミンやミネラルもしっかり摂って、偏りなく多彩な栄養を摂り入れてください。

それと、運動の効果を活かして、健康、若さ、体力を取り戻していくには、次のような点に注意を払いつつ食事を摂るといいでしょう。

①食事量は「腹八分目」を心がける
②たんぱく質をしっかり摂る
③肉を遠ざけない。週に数回は肉をメインにしたメニューにする
④糖質（ごはん、パン、麺類などの炭水化物、お菓子などの甘いもの）の摂取は控えめにする。ただし、まったく摂らないのはＮＧ
⑤野菜、きのこ、海藻などの食物繊維をたっぷり摂る
⑥夕食は就寝時間の2時間前までに食べ終わるようにする
⑦「ちょっと食べすぎた」と思ったら、ウォーキングなどの運動を多めに行なってバランスをとる

これら7つの項目は、「いまさら言われなくても分かっているよ」というものか

もしれません。

ただ、何事も大事なのは基本です。それに、こういう当たり前のことが実践できていない人も意外に多いもの。ですから、この7項目に示したような当たり前の約束事が当たり前に守られていてこそ、筋リハやウォーキングの健康効果がより引き出されると心得てください。

○たんぱく質は〝筋肉をつくるもと〟。積極的に摂取しましょう

7つの項目のうちのいくつかを少し補足しておきましょう。

まず、たんぱく質の摂取について。

みなさんご存じかと思いますが、たんぱく質は筋肉をつくる原材料です。いくら筋リハをがんばったとしても、たんぱく質という原材料が入ってこなければ、筋肉量は一向に増えてくれません。当然ながらこれから筋肉運動で筋肉をキープしつつ健康な人生をまっとうしたいと思うなら、たんぱく質の積極摂取は日々欠かせない

ことになります。

たんぱく質は、肉、魚、卵、チーズ、牛乳、大豆製品など、身近な多くの食品に含まれています。こうしたさまざまな食品からバランスよくたんぱく質を摂取するのが基本ですが、とりわけ肉を積極的に食べるように習慣づけるといいでしょう。

肉は、人体に欠かせない必須アミノ酸がすべて含まれた、非常に優秀なたんぱく質食材です。牛肉、豚肉、鶏肉、いずれでも構いません。先の7つの項目でも挙げたように、少なくとも週に数回程度は肉をメインにした料理を摂ることをおすすめします。

ダイエットに熱心な方の場合、「肉は脂肪が多くて太りやすいからあまり食べない」という方もいらっしゃるかもしれませんが、食べすぎなければそうそう太るものではありません。それに、**たんぱく質が不足して筋肉が減ってしまうと、代謝が落ちてやせにくくなり、かえってダイエットにマイナスに働く**ようになってしまいます。ダイエットが気になっている方は、「脂肪がつくのを怖れて肉を食べないこと」よりも「筋肉をつけるために肉を食べること」のほうがずっと重要だというように、考え方を変えてみるといいでしょう。

また、高齢の方の場合、だんだん胃腸の消化能力が落ちてくるため、肉のような脂っこい料理をだんだん受けつけなくなってくるケースも少なくありません。しかし、だからといってろくに肉を食べずにいると、血中のアルブミン値（低栄養かどうかを見極めるための体内たんぱく質量の指標）が低下してしまい、栄養失調と見なされることも少なくないのです。ですから、むしろ「高齢者こそ、肉などのたんぱく質を意識的に摂取する必要があるのだ」としっかり肝に銘じておくようにしてください。ひと言で肉といっても、たとえば鶏のササミや牛のヒレ肉など脂肪分が少ないものもあります。そういった食材のものを脂っこくしない調理法で食べるとよいでしょう。

もっとも、日々肉を多く摂っていると、腸内細菌のバランスが崩れがちになる傾向があります。ただ、この問題は、肉を食べるときに、一緒に野菜、きのこ、海藻などを食べることで解決が可能。これらに含まれる食物繊維が腸内で余分な脂肪分を吸着して体外排泄を促してくれるため、あまり腸内環境を乱さずに済むのです。

ですから、「肉をひと口食べたら、野菜をふた口食べる」というくらいの感覚で、食物繊維をたっぷり摂るようにするといいでしょう。

○糖質摂取は控えめに。でも〝ゼロ〟にしてしまうのはNG

さらに、糖質の摂取の仕方についても簡単に補足しておくことにしましょう。

きっと、みなさんの中にも「糖質制限」をやっている方がいらっしゃるのではないでしょうか。

ごはんやパン、麺類、甘いものなどの糖質を摂りすぎていると、てきめんに太りますし、血糖値にもよくありません。高血糖になれば、糖化などの老化現象も進みやすくなります。ですから、ダイエットのためにも健康維持のためにも、糖質の摂取を制限したほうがいいというわけですね。

私は、糖質を控えめにするのは、基本的に賛成です。

ただし、糖質摂取をゼロにしてしまうのは反対。ごはんやパン、麺類などの炭水化物や甘いものに目がない人は少なくありません。そういう好物をゼロにして一切摂らないとなると、かえって〝食べられないストレス〟がふくらんでしまうことになります。

それに、日本の食文化はお米を中心に発達してきたのですから、ごはんを食べないとなると、とたんにいろいろなものが食べられなくなってしまいます。握りずし、おにぎり、お茶漬け、牛丼、カレーライスといった日常的なメニューを一切食べないことにしたら、かなり無理な食生活を強いられるハメになるのではないでしょうか。

ですから、糖質に関しては、ゼロにするのはやめて、「なるべく控えめにする」くらいの姿勢でつき合っていくほうがいいのです。

糖質を減らすには、さまざまな手があります。「ごはん茶碗を小ぶりなものにする」とか、「夕飯だけは炭水化物抜きにする」とか、「甘いものは特別なときだけのごほうびにする」とか……。ちなみに私の場合は、**スーパーやコンビニで買い物を**

する際、食品裏の原材料名を見て、最初から3番目までに「砂糖」「糖質」などの表記があるものは買わないようにしています。

そのほかにも、糖質制限のやり方は本や雑誌、ネットなどでたくさん紹介されていますので、そういったものも参照しながら、かしこく糖質摂取量をコントロールしていくといいでしょう。

〝3つのシステム〟を育てて「いつまでも老いない体」をつくる

さて――

この章では、いつまでも若々しく健康な体であり続けるための〝3つの柱〟について見てきました。

先にも述べたように、私は、筋肉運動を行なって筋肉を育てていくことを「筋育」、ウォーキングを行なって歩数を重ねていくことを「歩育」、バランスのとれた食事で栄養を摂る習慣を「食育」と呼んでいます。言わば、筋肉運動によっていつまでもスムーズに体を動かし続けるための筋肉システムを育て、ウォーキングによって体が効率よくエネルギーを生み出すための持久システムを育て、食事によって体に栄養をバランスよく行きわたらせるための栄養システムを育てていくというわけです。

わたしたち人間が、健やかな人生を長く歩んでいくためには、この〝3つのシステム〟をしっかりと育てていくことが欠かせません。

これら3つは、どれかひとつでも欠けると、十分な効果が上がらなくなってしまいます。「筋育」「歩育」「食育」の3つは、〝三位一体〟のようなものであり、3つを並行して育てていくことによって大きな効果を上げられるものと言っていいでしょう。

私は、この〝3つのシステム〟を3つともしっかりと育てていけば、老化の流れに逆らって、衰えに歯止めをかけたり若返ったりすることも十分に可能だと考えています。この〝3つのシステム〟の歯車がかみ合えば、「老化の流れに逆らうことのできる強力な力」がわたしたちの体にもたらされるのです。

ですからみなさん、〝3つのシステム〟をしっかり稼働させて、老化の流れに逆らう力を生み出していってください。筋肉運動だけではなく、ウォーキングや食事もがんばって、健康や若さ、体力をできるかぎり取り戻していきましょう。

その逆らう力は、「いつまでも老いない体」「いつまでもスムーズに動く体」をつくることにつながっていくのです。さあ、3つの力を存分に引き出して、これからの人生を、流れに逆らって生きていこうではありませんか。

第5章

人生の〝健幸〟はいかに運動を続けられるかで決まる！

○「運動」は人生の〝運〟をよい方向に〝動〟かしてくれる

みなさんは人生を幸せに生きられるかどうかの〝運〟って、どんなところで決まってくると思いますか？

私は、ちゃんと「運動」をしているかどうかで決まるのではないかと大まじめに考えています。

だって、ほら、「運動」って、〝運〟を〝動かす〟って書くでしょう。運動をして体を動かしていれば、いろいろなところに行って、いろいろな人に会い、いろいろなチャンスにも巡り合うことができます。それによってその人の人生の命運が大きく左右されるわけであって、「どれだけ『運動』をしているかで、人生の〝運〟が〝動〟く」というふうに考えるのも、別にそんなにおかしいことではないと思っているのです。

じゃあ、自分の人生の〝運〟をいい方向へ〝動〟かす「運動」という行為において、もっとも大事にしなくてはならないことは何なのか。みなさんはお分かりでしょうか。

それは〝継続〟です。

残念ながら、運動の効果はストックしておくことができません。1週間の運動成果は次の1週間休めばほぼ元に戻ってしまうし、1か月やった運動成果も次の1か月休めば元に戻ってしまいます。要するに、**運動は続けてやらないと効果が出ないし、続けてやらなければ、やる意味がないに等しい**のです。

だから、とにかく運動は〝継続すること〟がカギ。今日も明日も明後日も、この先ずっと一生涯にわたって運動を続けていくつもりで、日々コンスタントに継続していくべきなのです。

ただ、人間は意志の弱い生き物なので、ある意味、続けることがいちばん難しいのかもしれません。「運動をスタートした人の約8割以上が三日坊主でやめてしまう」という調査結果が出ているように、最初のうちは張り切ってやったとしても、その後はモチベーションが落ちてきて、次第に尻すぼみになっていくというケースが後を絶ちません。

では、いったいどうすれば運動を継続していくことができるのか。

私は、それには〝運動をやめないための仕掛け〟を張りめぐらせておく必要があると考えています。この章では、こうした〝運動をやめないための仕掛け〟を紹介しつつ、これからの長い人生でどのように運動の力を引き出していけばいいのかを見ていくことにしましょう。

「継続は力なり」という言葉があるように、運動の力も継続することによって最大限に引き出されるのです。

ぜひ、その力を引き出して、自分の人生の〝運〟をよりよい方向へ〝動〟かしていくようにしましょう。

○筋肉量や歩数をレコーディングする習慣をつけよう

〝運動をやめないための仕掛け〟として、まずみなさんに試していただきたいのは、運動を測定・記録することです。

すなわち、筋リハであれば、その日に行なったメニューの内容や回数を記録したり、体組成計で測った筋肉量の数字を記録したりする。ウォーキングであれば、その日に歩いた歩数（歩数計の数字）を記録するのです。

こうした測定や記録は、モチベーションのアップにつながります。

覚えている人も多いと思いますが、ひと昔前に「レコーディング・ダイエット」という減量法が流行りました。

この減量法は要するに、その日に食べたものや体重をレコーディング（記録）して、その数字を励みにしてやせていこうというメソッド。こういうレコーディングには一種の洗脳効果があり、記録された内容や数字を目にすると、「もっと数値をよくしよう」「もっと数値をアップさせるには何を工夫すればいいのか」「あともう少しで目標達成だぞ」「明日はもっとがんばろう」といった向上心が自然に湧いてくるものなのです。

だから、筋リハやウォーキングに関しても、日々行なった運動内容をレコーディングしていけば、運動継続のモチベーションアップにつなげていけるというわけですね。

また、こうしたレコーディングを続けていると、記録した数字や内容によって自分の体調が把握できるようになってきます。つまり、「８０００歩以上歩いた日の翌日は体が軽い」「筋リハを週４日やったときと週２日のときとでは、体調がまるで違う」といったことが分かるようになり、レコーディング内容と自分の体のコンディションをリンクして捉えられるようになってくるのです。

そしてそうすると、**レコーディングした内容や数字を確認しながら、体調をセルフコントロールできるようになっていく**わけです。

ですから、ぜひみなさんも筋リハやウォーキングの記録をノートや手帳、スマホ、パソコンなどにつけるようにして、その記録内容を励みにしながら、日々運動をがんばるようにしてみてください。きっとこれが習慣化できれば、自動的にやる気やモチベーションがキープできるようになり、運動を長く続けられるようになっていくはずです。

〝運動をやめられない状況〟に自分を追い込む

みなさんの周りに「○月までに5キロやせる！」「あと1か月で絶対に禁煙してみせる」といったように、**自分が目指している目標をまわりの人に宣言している人**はいないでしょうか。

これは、自分を奮い立たせたり、やる気を引き出したりするためのテクニックのひとつ。このように周りの人に宣言してしまうと、目標を達成できなかったときに格好がつきません。だから、そうならないように、あえて宣言をして、〝やらざるを得ない状況〟へと自分で自分を追い込んでいるわけです。言わば「格好の悪い思いはしたくない」という気持ちを利用して、自分のモチベーションをかき立てているわけですね。

もちろんこのテクニックは、〝運動をやめないための仕掛け〟としても応用することが可能です。たとえば、「月・水・木・土の4日は筋リハをがんばる」「週に5万6000歩は必ず歩くようにする」といった目標を家族や友人に宣言して、継続のモチベーションにしていくのはどうでしょう。

じつは、私も以前、運動を始めたときに家族に〝宣言〟をしたことがあります。そのときは宣言をしたうえで、筋肉運動の回数や歩数をリビングの大きなカレンダーの余白に記入するようにし、それを見れば「ちゃんとやっているかどうか」が家族にもひと目で分かってしまうようにしました。こういうやり方をしていると、ちょっとでもサボると「あれ？　今日はやらなかったの？」などと家族からツッコまれてしまいます。すると、当然、こちらとしても「メンツにかけても続けなきゃ」「ツッコまれないようにがんばらなきゃ」という気持ちになってくるもの。そして、そういう〝家族に対するちょっとした意地〟が運動継続への力になっていくというわけです。

つまり、こういうふうに〝意地でも運動をやめられない状況〟になるように、自分で自分を意識的にポジショニングしていくことがおすすめなのです。

また、これと同じような効果をもたらしてくれる作戦が〝運動へのお金の投資〟

です。

たとえば、入会金の高額なスポーツクラブに大枚をはたいて入ったとしたら、「全然通わないのはあまりにもったいない……せめて元をとれるくらいは、ちゃんと通わなきゃ」と考えますよね。

このように、**運動に対して何らかの投資をして、「運動をしなくちゃもったいない」という気持ちをかき立てていく**のです。「やらなきゃお金がもったいない」という気持ちは、けっこうモチベーション維持につながるもの。「せっかく高いウォーキングシューズを買ったんだから、ちゃんと歩かなきゃもったいない」「筋肉をつけるために、高いプロテイン・サプリメントを買ったんだから、ちゃんと筋肉を鍛えなきゃもったいない」といった具合に、いろいろなパターンが考えられるのではないでしょうか。

言わばこれも、〝そう簡単には運動をやめられない状況〟へと自分を追い込む作戦のひとつ。ぜひみなさんも、〝運動をやめられない状況〟を工夫してつくり出し、モチベーション維持に役立ててみてはどうでしょうか。

○仲間と一緒に運動すると、モチベーションが維持できやすい

もうひとつ、〝運動をやめないための仕掛け〟として利用していきたいのが〝仲間の力〟です。

私が主催している運動教室においても、〝仲間〟はモチベーションキープの重要なキーワードになっています。

誰しもみんなが一生懸命がんばっている姿を見れば、「よし、自分もがんばろう」という気持ちになるものです。それに、自分と同じくらいの年齢、自分と同じくらいの体力だった仲間が、運動によって大きく若返ったり健康になったりすれば、「自分もあの人みたいに若返りたいし健康になりたい」という気持ちがむくむくとふくらんでくるものですよね。

このように、仲間と一緒に運動をしていると、自然に連帯意識や競争意識が生まれ、お互いに励まし合ったり刺激し合ったりけん制し合ったりしながら運動へのモチベーションを高めていけるようになるのです。たぶん、人がやる気を出すには、

自分と比較対照できる他人の存在が必要なのでしょう。「あの人ができるなら自分にもできる」とか「自分もあの人と同じくらいのレベルに行きたい」などといった気持ちが生まれやすいのかもしれません。

ですから、みなさんも運動を長く続けていきたいならば、運動仲間をつくって一緒に取り組んでいくといいでしょう。家族でも友達でも近所の人でも仕事仲間でも構いませんが、できれば同じくらいの年齢、同じくらいの体力で、なるべく気の合いそうな人と行なうのがベスト。そのほうがより長くつき合っていけるはずです。

なお、フィットネスクラブやスポーツクラブなどに入って、そこで集い会う仲間とともにモチベーションを高めていくのもいいでしょう。

たとえば、みなさんは「カーブス」というフィットネスクラブがあるのをご存じですか？　これは、いま全国的に人気を集めている女性限定のフィットネスクラブ。30分間のサーキットトレーニングで効率よく筋肉運動と有酸素運動を行なえるようにプログラムされていて、予約なし、待ち時間なしでいつでも気軽に汗をかけるシステムになっています。買い物などの用事のついでに〝ちょっとお茶をするような感覚〟で運動をすることができ、中高年の女性を中心に、利用者はすでに80万人を超えているといいます。

そして、このカーブスでは会員同士が和気あいあいとおしゃべりをしたり笑い合ったりしながら運動をする光景が日常的に見られるそうです。また、「運動をしたおかげで○○の病気が治った」とか「肩こりや腰痛にはこのメニューが効く」とか「○か月続けたら筋肉量はそのままで体重が○キロ減った」といったようにお互いに情報交換をする人も少なくないそう。このフィットネスクラブは、体を動かす場として人気なだけでなく〝街の社交場〟のような役割も果たしているのかもしれませんね。

ですから、〝一緒に運動をする仲間の力〟が欲しいときは、こういったトレーニング施設に入ったうえで、仲間とともに楽しく運動を続けていくのもいいのではないでしょうか。

10年若返れば、寝たきりになるのを10年先延ばしにできる

運動の力は、日々継続することによって最大限に発揮されます。この本の最初のほうでも述べたように、筋リハやウォーキングなどの運動をコンスタントに続けていれば、人は自分の体力や健康、若さを「5年前、10年前、もしかしたら20年前の状態」にまで巻き戻せるようになります。

5年前、10年前のあの頃は、まだ階段を急いで上っても息が切れなかったし、腰もひざも痛くはなかった。それに、体型だっていまのようには崩れていなかったし、健康診断の数値もいまよりはずっとマシだった……。日々運動を継続していれば、そういう「あの頃の状態」にまで体を戻す力が発揮されるのです。言わば、若返りが可能となるわけですね。

私は、この「5年」「10年」は、とても大きいと思います。

だって考えてみてください。

いまは80年や90年といった長きにわたって人生を生きるのが普通になってきた時

代です。長く生きていれば、当然ながら年とともに筋肉が落ち、体力が落ちて少しずつ動けなくなっていきます。とりわけ70代以降になれば、寝たきり状態に陥るリスクも大きくなってくるでしょう。

でも、日々運動を行なって「5年」「10年」という時間を巻き戻すことができたなら、巻き戻した分だけ〝元気に動ける状態〟を長くして、寝たきりになるのを遅らせることができるのです。つまり、**「5年」「10年」の時間を巻き戻すということは、それだけの時間分、寝たきりになるのを先延ばしすることにつながる**わけですね。

当然ながら、その「5年」「10年」の猶予時間を得られるかどうかは、わたしたちの人生にとても大きな影響をもたらすことになるでしょう。そして、こういった〝時間の巻き戻し〟や〝猶予時間の捻出〟は、日々運動を続けることによってしかできないことなのです。

みなさん、このように考えると、「運動をしないでいる」ということは、とてももったいないことであり、「運動をしないでいる」という習慣が、自分の人生の時間を縮めていることにつながっているように思えてはきませんか？

逆に言えば、「日々運動を続けていく」という習慣は、わたしたちの人生の時間を延ばし、なおかつ、人生の時間を豊かにすることへとつながっていくものなのです。

ですから、みなさんも日々運動を続けて、こうした〝時間〟を自分の力で生み出していくようにしてください。

5年、10年、いや運動の力をしっかり引き出せば、20年という時間を生み出すことだって可能なのです。ぜひみなさん、運動でたくさんの時間を生み出して、〝人生の中の元気に動ける時間〟を延ばしていってください。そして、人生の時間を充実した豊かなものにしていきましょう。

運動をして〝人生の巻き戻しスイッチ〟をONにしよう

わたしたち人間の体は、運動をすることで〝元気に動ける状態〟を長くしていけるようにできています。

言わば、〝動〟くことによって、〝動〟ける状態がわたしたちに〝運〟ばれてくるようになる。だから、「運動」なのです。

また、おそらく運動は、〝動ける状態〟だけでなく、健康や幸せも運んできてくれるものなのでしょう。運動を続けて〝元気に動ける状態〟を長く続けられるようになれば、わたしたちの人生は着実に充実したものになっていきます。すなわち、〝運〟を〝動〟かす力が働いて、人生の〝運〟が、より健やかで幸せな方向へ〝動〟いていくようになるわけですね。

ですから、みなさんも〝運〟を〝動〟かしてください。

日々筋リハやウォーキングを行ない、食生活にも十分に気をつけて、〝3つのシステム〟を〝動〟かしつつ、自分のもとに健康と幸せを〝運〟び込むようにしてください。

そのうえで、人生において〝健幸〟を築いていくようにしましょう。

私は、**人間にとってもっとも大事なのは、人生をいつまでも〝健やかに〟〝幸せ**

に〝**生き続けていくこと**なのではないかと思っています。そして、その〝健幸〟は、自分の力で叶えることができるものだと考えています。

そう。日々運動を続けて、その力を引き出していく努力を怠らなければ、〝健幸〟は自力で実現することが十分に可能なのです。

とにかくみなさん、ここまでご説明してきたように、運動の力は絶大なのです。運動にはわたしたちの体を根底から変え、わたしたちの人生を根底から変える力が秘められています。

だからみなさん、ぜひその力を引き出していきましょう。

運動は、〝人生の巻き戻しスイッチ〟をONにしてくれるのです。ですから、みなさんも、スイッチを押して、体力、若さ、健康をよみがえらせていきましょう。きっと、日々その〝人生の巻き戻しスイッチ〟を押していくことは、〝人生の延長ボタン〟を押すことにもつながっていくはずです。

さあみなさん、これからの人生を健やかに幸せに生きていけるかどうかは、運動をするかどうかにかかっています。日々しっかり体を動かして、これからの自分の人生にたっぷりの〝健幸〟を運んでいこうではありませんか。

装幀　井上新八
カバー・本文イラスト　鈴木みゆき
ＤＴＰ　美創
編集協力　高橋 明

〈著者プロフィール〉

久野譜也（くの・しんや）

1962年生まれ。筑波大学大学院人間総合科学研究科教授。

スポーツ医学の分野において、中高年の筋力運動、サルコペニア肥満、健康政策などを研究。同大学大学院博士課程医学研究科修了。

東京大学教養学部保健体育科助手、ペンシルヴァニア大学医学部客員研究員などを経て、2011年筑波大学大学院人間総合科学研究科教授に就任。2002年に「日本全国を元気にする」というミッションを掲げ、大学発ベンチャー「(株)つくばウエルネスリサーチ」を起業。

全国の自治体および健康保険組合に健康増進事業のコンサルティングと健康増進プログラムを提供している。また、テレビでの解説や各地での講演も積極的に行なっている。

著書に『寝たきり老人になりたくないなら大腰筋を鍛えなさい』（飛鳥新社）、『筋トレをする人が10年後、20年後になっても老けない46の理由』（毎日新聞出版）などがある。


100歳まで動ける体になる「筋リハ」

2017年12月5日　第1刷発行

著　者　久野譜也
発行人　見城 徹
編集人　福島広司

GENTOSHA

発行所　株式会社 幻冬舎
〒151-0051　東京都渋谷区千駄ヶ谷4-9-7
電話　03(5411)6211(編集)
03(5411)6222(営業)
振替　00120-8-767643
印刷・製本所　株式会社 光邦

検印廃止

Printed in Japan
ISBN978-4-344-03221-7　C0095
幻冬舎ホームページアドレス　http://www.gentosha.co.jp/

この本に関するご意見・ご感想をメールでお寄せいただく場合は、
comment@gentosha.co.jpまで。